广州市科学技术协会、广州市南山自然科学学术交流基金

居家康复指导丛书

老年痴呆居家康复指导

丛书主编　燕铁斌
主　　编　胡昔权　张丽颖
副 主 编　彭松波　张莉芳

電子工業出版社
Publishing House of Electronics Industry
北京·BEIJING

未经许可，不得以任何方式复制或抄袭本书之部分或全部内容。
版权所有，侵权必究。

图书在版编目（CIP）数据

老年痴呆居家康复指导/胡昔权，张丽颖主编．—北京：电子工业出版社，2020.1

（居家康复指导丛书）

ISBN 978-7-121-37840-9

Ⅰ．①老… Ⅱ．①胡… ②张… Ⅲ．①阿尔茨海默病 – 康复 Ⅳ．① R749.109

中国版本图书馆 CIP 数据核字 (2019) 第 253242 号

责任编辑：崔宝莹
印　　刷：北京富诚彩色印刷有限公司
装　　订：北京富诚彩色印刷有限公司
出版发行：电子工业出版社
　　　　　北京市海淀区万寿路 173 信箱　　邮编：100036
开　　本：720×1000　　1/16　　印张：10.25　　字数：172 千字
版　　次：2020 年 1 月第 1 版
印　　次：2020 年 1 月第 1 次印刷
定　　价：78.00 元

凡所购买电子工业出版社图书有缺损问题，请向购买书店调换。若书店售缺，请与本社发行部联系，联系及邮购电话：（010）88254888，88258888。

质量投诉请发邮件至 zlts@phei.com.cn，盗版侵权举报请发邮件到 dbqq@phei.com.cn。

本书咨询联系方式：QQ 250115680。

居家康复指导丛书

《老年痴呆居家康复指导》编委会名单

主　编　胡昔权　张丽颖

副主编　彭松波　张莉芳

编　委　（以姓氏笔画为序）

王莹雪（深圳市罗湖区人民医院）

邓永萍（广州市老人院）

朱飞奇（深圳市罗湖区人民医院）

刘远文（中山大学附属第三医院）

李海员（广州市老人院）

张　瑜（中山大学附属第三医院）

张丽颖（中山大学附属第三医院）

张莉芳（右江民族医学院）

罗　婧（中山大学附属第三医院）

郑　东（广州市惠爱医院）

胡昔权（中山大学附属第三医院）

施海姗（广州市惠爱医院）

常海鸥（深圳市罗湖区人民医院）

章　慧（广州市惠爱医院）

彭松波（长沙三真康复医院）

视频制作　阚宏俊　张潇雅　张淑娴　黄　丽

绘　　图　赵燕楠

总 序

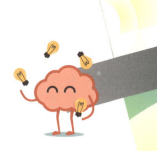

现代康复医学起源于20世纪40—50年代,那时的世界正处于动荡期,战争及其随后暴发的各类疾病给人类带来了巨大的伤害!即使医务人员全力救治,也只能留住患者的生命,大量生存者遗留了各种身心方面的功能障碍,严重影响了病、伤、残者的生活自理能力及其正常回归家庭和社会。因此,医疗先驱们在救治病伤员的同时,开始关注救治对象的功能恢复和改善,并积极尝试采用不同的治疗方法,以期最大限度地帮助患者正常回归家庭和社会。为此,催生了一门新的临床医学学科——康复医学(rehabilitation medicine)。

进入21世纪以来,随着全球经济的发展,国际康复医学进入了发展的"快车道",与临床各学科相互渗透、融合,涉及几乎所有疾病的全过程,从发病早期就介入的重症康复,到疾病恢复期的社区康复和居家康复,以及生命终结期的康复(国内称之为"临终关怀"),可谓是全生命周期的覆盖了。

对比西医,中医康复的理念历史悠久。早在2000多年前的《黄帝内经》中就提出了今天神经康复领域中推崇的"阴阳平衡"理念;而《吕氏春秋》中提到的"流水不腐,户枢不蠹"的动静结合观点,更是对今天"生命在于运动"的完美诠释。但从理念和体系上与西方医学模式比较一致的现代康复,则起源于20世纪80年代中期。其里程碑标志是当时的卫生部要求在全国高等医学院校的临床医学专业中开设康复医学课程,普及现代康复医学知识。彼时,各类《康复医学》教材及书籍成为普及现代康复医学的最好载体。

进入21世纪后,特别是"十三五"以来,随着国内经济的发展、全民医疗的实现,以及慢性病、老年人口的增加,康复对象不断增多,康复市场不断拓展。而党和各级政府对康复的重视,进一步推动了国内康复的全面提速发展。此外,分级诊疗模式下的医院-社区-居家康复一体化的出现，使得康复理念已经开始从医院延伸到社区、家庭。患者及其家属越来越不满足传统的院内康复，渴望能了解康复、参与康复。因此，迫切需要一些能指导病、伤、残后康复的专业知识科普化的书籍。

为了适应当前急需了解康复知识的市场需求，在电子工业出版社有限公司的大力支持下，我们组织了国内一批从事临床康复的专家，编写了这套"居家康复指导丛书"。本套丛书的编写宗旨一是普及康复理念，让患者及其家属能比较容易地找到适合自己病情的康复方法；二是介绍一些常用的可以在社区及家庭开展的适宜康复技术，方便患者及其家属在社区和家庭开展自我康复。

本套丛书在内容编排上力求文字简洁，通俗易懂。为了方便家庭使用，每本书还尽可能配了一些简单易学的图；同时，采取的是一本书针对一种（类）疾病的居家康复，希望每一本书都能成为一个独立的家庭康复医生。

将专业人员容易理解的枯涩的专业知识转化为普通群众（病患者及其家属）易于理解，且在家中可以为其提供指导的科普康复书籍，并非容易之举，远较编写学术专著更难。本套丛书从选题到定稿历时 2 年，后续还将根据临床需要推出新的分册。丛书的读者对象主要为病、伤、残者及其家属，同时也可以作为社区医务人员了解康复的入门读物。

虽然各分册主编及全体参编专家竭尽所能用通俗易懂的语言来介绍专业知识及技术，但仍恐遗留不足，尚祈读者阅读时不吝赐教，以便再版时修订。

最后，感谢参加本套丛书编写的全体专家及工作人员为本套丛书的顺利出版所付出的辛勤劳动。

谨以此为序！

中山大学孙逸仙纪念医院

2019 年 5 月

前 言

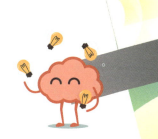

我国人口老龄化进程明显加速。2010年人口普查结果显示，60岁以上人口已达1.8亿人（13.3%）。痴呆作为老年人常见的神经精神障碍性疾病，发病率及患病率在我国逐年增加，给社会、家庭带来了沉重的负担。

从1993年我在中山医科大学附属第一医院神经科读研究生时，就开始从事"痴呆症"的临床及研究工作，师从我国著名的痴呆症研究专家钱彩韵教授。我当时主要关注的是"老年痴呆"（目前已更名为阿尔茨海默病）。名称的改变体现了医学工作者对于该病认知的变化。近30年来，我们对于"痴呆症"的认识更加深入、完善，"痴呆症"已不再是一种疾病，而是很多种疾病都可能引起的功能障碍，主要表现为认知功能减退，伴随着精神行为的异常，最终引起日常生活活动能力和社会参与能力受限。在本书的编写过程中，编者们也多次探讨"痴呆"一词是否合适，但因我国目前尚未对这一命名进行统一修改，因此本书仍采用此名称。

近年来，虽然医务工作者、家庭及社会对痴呆的关注越来越多，但是我国仍存在痴呆的早期识别率低、干预率低、治疗方法不当、未接受正规康复评估及治疗、照护者精神压力大等诸多问题。另外，我国有关老年痴呆预防、治疗、康复和护理等方面的科普书籍较少，且主要集中在老年痴呆预防、药物治疗和护理等方面，对于"老年痴呆的居家康复"没有全面、系统的指导，相关的科普图书尚属空白。鉴于此，本人联合从事痴呆临床诊断、治疗、康复及护理一线的工作人员，参考痴呆相关的教科书、诊治指南、康复及护理专业书籍，结合编委们在临床上收集到的典型病例，面向患者及家属、治疗师、从事痴呆照护工作及社区工作的人员，编写了这本具有科学性、通俗性、趣味性并且图文并茂的科普书。

本书内容分为六章，分别为认识痴呆、怀疑家人得了痴呆该怎么看病、得了痴呆怎么办、痴呆老人照护者可能遇到的问题及其处理、如何预防痴呆、痴呆老人突发情况如何处理，让患者全面、系统地了解痴呆的诊治、康复及护理流程。本书着重介绍了"得了痴呆怎么办"，其中包括药物治疗、康复治疗、护理等系统的科普知识。

在本书中，我们列举了早期认知障碍患者面临的问题，并通过病例结合图片或视频的方式，将认知康复训练方法详细地介绍给读者，让读者能够更准确地掌握，并在家中开展。

希望本书能为读者在老年痴呆的居家识别、诊断治疗、居家康复、居家护理、照护者支持、痴呆预防等方面提供全面、详细的指导，也让越来越多的人认识到老年痴呆居家康复的重要性。

由于时间仓促，加之水平有限，书中缺点、错误之处敬请读者批评指正，以便我们再版时修正。

2019 年 8 月

目 录

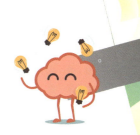

① 第一章　认识痴呆
- **第一节　什么是痴呆** …………………………………… 1
  - 一、定义 ………………………………………………… 2
  - 二、出现这些症状，需要考虑痴呆 …………………… 2
- **第二节　医生口中的痴呆** …………………………… 3
  - 一、引起痴呆的原因 …………………………………… 3
  - 二、常见的痴呆类型 …………………………………… 4
- **第三节　居家如何识别痴呆** ………………………… 5
  - 一、如何识别早期痴呆 ………………………………… 5
  - 二、如何识别中期痴呆 ………………………………… 6
  - 三、如何识别晚期痴呆 ………………………………… 7
- **第四节　哪些因素可能与痴呆有关** ………………… 7
- **第五节　"痴呆"常见的认识误区** …………………… 8
  - 一、人老了都会糊涂，没有必要治疗 ………………… 8
  - 二、脑萎缩就是病，等同痴呆 ………………………… 9
  - 三、痴呆并不致命，只是记忆力差点 ………………… 9
  - 四、痴呆没有先兆，早期发现不了 …………………… 9
  - 五、痴呆没有办法根治，只能任其发展 ……………… 9
  - 六、晚期痴呆，就不需要治疗了 ……………………… 9

② 第二章　怀疑家人得了痴呆该怎么看病
- **第一节　怀疑痴呆该去哪个科室看病** ……………… 10
  - 一、就诊时携带什么资料 ……………………………… 10
  - 二、到底应该去哪个科 ………………………………… 10
- **第二节　医生是怎么诊断痴呆的** …………………… 11
  - 一、先得明确到底是不是痴呆 ………………………… 11
  - 二、痴呆的病因是什么 ………………………………… 11

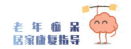

　　三、明确痴呆的严重程度和有无精神行为异常综
　　　　合征 ………………………………………… 12
　第三节　需要做哪些检查来帮助诊断和查明病因
　　　　………………………………………………… 12
　第四节　痴呆的护理咨询 ………………………… 17
　　一、痴呆老人护理的必要性 …………………… 17
　　二、痴呆老人的护理原则 ……………………… 17
　　三、护理的咨询平台 …………………………… 17
　第五节　痴呆的社会支持 ………………………… 18
　　一、老人院 ……………………………………… 18
　　二、医保慢性病报销 …………………………… 18
　　三、公益基金 …………………………………… 18
　　四、痴呆的网络资源 …………………………… 19

3 第三章　得了痴呆怎么办
　第一节　常用药物要知道 ………………………… 20
　第二节　痴呆早期康复最重要 …………………… 24
　　一、制订合理的家庭康复计划 ………………… 25
　　二、如何帮助痴呆老人训练认知能力 ………… 26
　　三、痴呆老人的运动治疗 ……………………… 38
　　四、痴呆老人如何进行日常生活活动能力训练 … 54
　第三节　中、晚期痴呆护理最重要 ……………… 69
　　一、皮肤护理 …………………………………… 69
　　二、饮食护理 …………………………………… 77
　　三、排泄护理 …………………………………… 79
　　四、穿衣问题 …………………………………… 80
　　五、睡眠问题 …………………………………… 81
　第四节　常见行为问题的应对 …………………… 83
　　一、下面这些问题，您遇到过吗 ……………… 85
　　二、痴呆老人会出现什么样的精神行为异常 … 86
　　三、遇到下面这些问题时，您做对了吗 ……… 92

四、出现行为问题要及时就医 …………………… 100
　第五节　居家环境如何安排 ……………………… 102
　　一、客厅环境安排 ………………………………… 103
　　二、餐厅环境安排 ………………………………… 105
　　三、厨房环境安排 ………………………………… 105
　　四、卧室环境安排 ………………………………… 106
　　五、卫生间环境安排 ……………………………… 108
　　六、楼梯间的环境安排 …………………………… 109
　　七、庭院环境安排 ………………………………… 109
　第六节　痴呆老人需要注意哪些问题 …………… 109
　　一、开车或使用交通工具 ………………………… 109
　　二、财产和信托问题 ……………………………… 110

❹ 第四章　痴呆老人照护者可能遇到的问题及其处理

　第一节　如何选择痴呆老人照护者 ……………… 113
　　一、主要照护者的确立 …………………………… 113
　　二、照护者的基本素养 …………………………… 114
　　三、照护者应有计划地安排自己的生活，争取家人
　　　　的支持，避免不必要的纠纷 …………………… 114
　第二节　痴呆老人照护者将面临哪些压力 ……… 115
　　一、照护者的压力来源 …………………………… 115
　　二、照护者的压力表现 …………………………… 117
　　三、照护者负担评估量表 ………………………… 118
　第三节　如何成为合适的照护者 ………………… 120
　　一、照护者应该具有的素养 ……………………… 120
　　二、尽量得到患者家人的支持 …………………… 120
　　三、关于经济的问题 ……………………………… 121
　第四节　如何选择提供照护帮助的服务机构与平台
　　　　　　………………………………………………… 121
　　一、居家养老 ……………………………………… 122
　　二、社区养老 ……………………………………… 123

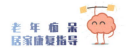

　　三、机构养老 …………………………………… 123
　第五节　照护者尽可能给患者营造快乐的生活 …… 124
　　一、照护者自我调适的方法 …………………… 125
　　二、掌握照护技巧与方法可缓解照护压力 …… 126
　　三、照护者要做好自我保护 …………………… 127
　　四、不同角色的照护者面对的挑战 …………… 130
　　五、如何面对家人患有痴呆这一事实 ………… 132
　　六、家属该何时放手 …………………………… 132

第五章　如何预防痴呆

　第一节　养成良好的生活习惯 …………………… 137
　　一、保护性因素 ………………………………… 137
　　二、有害因素 …………………………………… 139
　第二节　预防痴呆的活动 ………………………… 140
　　一、听音乐 ……………………………………… 141
　　二、打太极拳 …………………………………… 141
　　三、针灸 ………………………………………… 142
　　四、益智游戏 …………………………………… 142

第六章　痴呆老人突发情况如何处理

　第一节　日常应急准备 …………………………… 145
　　一、平时注意事项 ……………………………… 145
　　二、呼叫救护车时需要陈述的信息 …………… 145
　　三、救护车到达前做什么 ……………………… 145
　　四、病情判断 …………………………………… 145
　第二节　日常照护预防 …………………………… 146
　　一、防跌倒 ……………………………………… 146
　　二、防走失 ……………………………………… 148
　　三、预防睡眠中猝死 …………………………… 149
　　四、防烫伤 ……………………………………… 150
　　五、防噎食、误吸，少食多餐 ………………… 150

第一章　认识痴呆

第一节　什么是痴呆

　　杨奶奶75岁，是退休教师，退休时身体健康，经常参加社交活动。她穿着讲究，总是将家里收拾得干净、整齐。两年前丈夫去世后她一直独居，逐渐不愿外出。近期家人发现老人有点不对劲：经常手上拿着钥匙却四处寻找钥匙，东西随处乱放；常常带一些废旧报纸和宣传资料回家；到市场买菜却不知道自己要买什么。家人认为老人年纪大，自己住孤单，于是儿子带老人回家跟自己住。最近儿子发现老人性格变了很多，不爱出门、不收拾家里、容易生气、常说自己的东西不见了、爱收集废旧物品、房间里有些杂乱。近几天杨奶奶甚至出现下楼散步直到深夜也不回家的情况。家人下楼去找，发现老人在楼下转悠，问她为何不回家，她笑着说："忘记家在几楼了"。子女以为老人不喜欢新环境，于是让老人搬回原来住的地方。但是他们发现情况并没有好转，老人连自己居住多年的房子都不认得，也不认识街坊邻居了。这时，家人才意识到问题的严重性，连忙带老人到医院就诊。

　　杨奶奶是"老了"，还是"生病了"？像杨奶奶这样的老人并不少见。经常听到有人抱怨，家里的老人和原来不一样了，比如常常丢三落四、脾气跟以前很不一样、性格越来越内向。对于有这些问题的老人，多数人认为是他们年纪大了的缘故，没有给予高度重视和及时诊疗。实际上，这是一种疾病，是继"心血管病""脑血管病"和"癌症"之后的"第四大"危害老年人健康的疾病——"痴呆"。

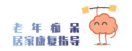

一、定义

痴呆，在台湾被称为失智症，在香港被称为认知障碍症，是指一种以获得性认知功能损害为核心，导致患者日常生活、社会交往和工作能力明显降低的综合征。患者的认知功能损害涉及记忆力、学习力、定向力、理解力、判断力、计算、语言、视空间功能、分析及解决问题等能力，在病程某一阶段常伴有精神、行为及人格异常。

轻度认知障碍指患者具有主观或客观的记忆或认知损害，但日常生活活动能力未受到明显影响，尚未达到痴呆的程度，是介于正常衰老和痴呆之间的一种临床状态。

在上面的例子中，杨奶奶表现出记忆力变差（丢三落四）、定向力下降（不认识自己家、不认识邻居）、行为及人格异常（爱收集废旧物品、不收拾家里、脾气与以前很不一样、性格越来越内向），这些情况都符合"痴呆"的表现。

二、出现这些症状，需要考虑痴呆

（1）短期记忆力下降并影响生活：如经常丢三落四、忘记重要的日期或事情。

（2）做以往熟悉的事情变得困难：如做饭越来越困难，常忘记放盐或反复放盐。

（3）对时间及方向感到混乱：如忘记日期和时间，忘记自己在哪里，甚至不知道自己如何到达熟悉的地方，容易迷路。

（4）语言表达及理解有困难：如不能用正确的语言来表达自己的意思，与他人沟通较以前费劲。

（5）性格情绪改变：如变得易怒、害怕、多疑、被动，常常无缘无故地出现情绪波动。

（6）主动意愿下降：如不愿出门、不参加社交活动，觉得做什么都没意思。

第一章　认识痴呆

（7）判断能力下降：如容易上当受骗，不能根据天气增、减衣服，将鞋子放到冰箱里等。

（8）思考和计算能力下降：如反应迟钝，买东西经常算错钱。

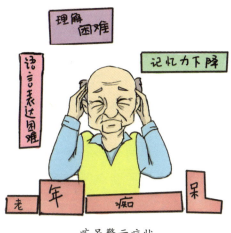

痴呆警示症状

（邓永萍　胡昔权）

第二节　医生口中的痴呆

一、引起痴呆的原因

引起痴呆的原因有很多种。

（1）神经退行性疾病是引起痴呆的最常见病因，包括阿尔茨海默病、路易体痴呆、额颞叶痴呆、帕金森病痴呆等，其中阿尔茨海默病最常见。

（2）血管性痴呆，是指由血管因素引起的痴呆，为第二大常见的引起痴呆的原因，包括脑梗死、脑出血引起的痴呆。

（3）混合性痴呆，是指由阿尔茨海默病和血管性痴呆或者与其他

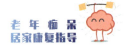

类型痴呆混合的痴呆。

（4）其他原因引起的痴呆，包括酒精中毒、梅毒、艾滋病、脑外伤、中枢神经系统感染、肿瘤、药物及维生素 B_{12} 缺乏等原因引起的痴呆。

二、常见的痴呆类型

1. 阿尔茨海默病

阿尔茨海默病即 Alzheimer 病，简称 AD，是一种缓慢进展的大脑功能衰退性疾病，是老年痴呆最常见的类型，占所有痴呆病例的 50%~70%。该病起病隐匿，首发症状多为记忆力下降，后出现定向力、语言能力、逻辑思维能力、视空间功能等障碍，伴有生活自理能力下降和各种精神行为异常。目前无根治的方法。影视剧《都挺好》中苏大强就被诊断为阿尔茨海默病。

2. 血管性痴呆

血管性痴呆是脑血管病（脑卒中、脑白质变性）及心脑血管病的危险因素（高血压、糖尿病、高脂血症等）导致的认知功能损害，可单独发生或与阿尔茨海默病同时存在。急性脑血管病引起的认知障碍，起病急，多在脑血管意外后出现，常伴有肢体瘫痪。病情多呈阶梯性进展，即脑卒中发作一次，病情明显加重一次。

3. 路易体痴呆

脑部神经内发现的一些细小的球状物质，称为路易小体。路易体痴呆的临床表现为波动性认知障碍，病情呈明显的波动性，每一天都可能发生变化；极易产生幻觉，经常看到一些实际上没有的东西，内容生动丰富，比如"看见小兔子在跳"；四肢肌肉发硬、行动缓慢等。

4. 额颞叶痴呆

额颞叶痴呆是以额颞叶萎缩为特征的痴呆，占所有痴呆的 6%~12%，病因未明，被认为是原发性变性疾病，在 40~60 岁开始发病，在行为和语言上的退化会比记忆力的衰退更早出现且比较严重。

（胡昔权　邓永萍）

第一章 认识痴呆

第三节 居家如何识别痴呆

根据病情的严重程度不同,可以将痴呆分为早期痴呆、中期痴呆和晚期痴呆。

一、如何识别早期痴呆

早期痴呆常常易被忽视,被错误地认为是正常的衰老表现,主要表现在下列几个方面。

(1)语言表达困难,想不起自己要说什么,明明想说"东",说出来的却是"西"。

(2)记忆力明显减退,尤其是近期记忆。

(3)时间定向困难,弄不清今天是哪年哪月哪日。

(4)迷路,尤其是在不常去的地方容易迷路。

(5)缺乏主动性和积极性,对什么事情都不感兴趣,觉得生活没意思。

(6)抑郁或有攻击性。

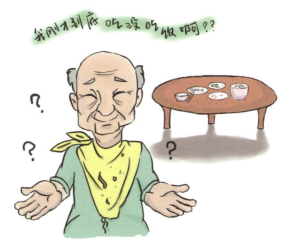

近期记忆力减退

二、如何识别中期痴呆

随着疾病进展，痴呆老人遇到的困难会越来越多，并且日常生活变得困难。

（1）变得非常健忘，特别是对刚发生的事情和刚遇见的人，还会忘记吃饭或者洗澡。

（2）说话越来越困难，字句变少，说话不连贯，缺乏逻辑性，不会阅读等。

（3）再也不能独立应对日常起居。

（4）分不清上午与下午、白天与夜晚，分不清家人。

（5）不能做饭、清洁和购物。

（6）可能变得非常依赖他人。

（7）在个人卫生方面需要他人帮助，如上厕所、梳洗和穿衣服。

（8）表现出一些行为上的异常，情绪起伏比较大，容易和他人起冲突。

（9）迷路和走失。

（10）日夜颠倒，晚上不睡，白天睡不醒，出现妄想症状，可能会出现幻觉。

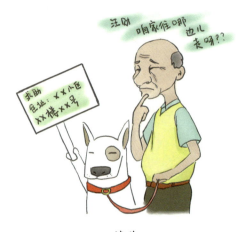

迷路

三、如何识别晚期痴呆

痴呆老人完全依赖他人，丧失主动性，记忆障碍非常严重，并出现肢体活动方面的障碍。

（1）进食困难，无法自我进食或拒食。

（2）不认识亲属、朋友和熟悉的物品。

（3）不能够理解和解释事物，言语少且重复。

（4）行走困难，需要使用轮椅或干脆卧床不起。

（5）大、小便失禁。

（6）在公众场合行为异常，如随地大小便。

（邓永萍）

第四节　哪些因素可能与痴呆有关

痴呆的发生常与下列因素相关。

1. 年龄

痴呆是伴随年龄增长，发生率增高的一类疾病。年龄越大，痴呆发生率越高。

2. 性别

阿尔茨海默病多见于女性，而血管性痴呆以男性居多。

3. 遗传

痴呆与遗传相关，尤其是阿尔茨海默病。对阿尔茨海默病"家系"的研究报道指出，阿尔茨海默病患者染色体存在基因突变。

4. 文化程度

研究表明，文化程度对智力衰退速度有影响。往往学历越高、智力衰退速度越慢；相反，文化程度越低、智力衰退速度越快，故提倡多学习、多用脑。

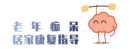

5. 患有"三高"

高血压、高脂血症和糖尿病的患者，血管性痴呆发生率高。

6. 脑器质性疾病

如脑肿瘤、脑积水、帕金森病、脑炎、脑外伤等患者，易继发痴呆。如车祸和反复头部外伤患者，受伤后不久或数年后可出现痴呆。

7. 铝摄入过多

长期使用铝制品，易导致铝进入人体而无法被清除，将引发脑部神经细胞产生毒性作用而导致痴呆。

8. 免疫功能降低

免疫功能低下容易并发病毒感染。研究认为病毒感染与痴呆的发生有关。

9. 性病

传染性梅毒和艾滋病可损害神经系统，易导致痴呆发生。

10. 睡眠障碍与长期大量饮酒

睡眠障碍与长期大量饮酒会影响人的认知能力，与痴呆的发生相关。

11. 丧偶、独居、情绪抑郁

丧偶、独居、情绪抑郁的老年人与外界交流少，发生痴呆的概率增高。

（邓永萍）

第五节 "痴呆"常见的认识误区

一、人老了都会糊涂，没有必要治疗

事实上痴呆并非"老糊涂"，而是一类严重影响老年人生活质量的疾病。痴呆老人病情进行性加重，早期治疗可延缓病情进展，提高痴呆老人及其家人的生活质量。

二、脑萎缩就是病，等同痴呆

人的大脑和其他的器官一样，随着年龄的增长会出现生理性老化。轻度脑萎缩是正常的生理现象，不一定会出现痴呆，但脑萎缩会增加患痴呆的风险。痴呆是由多种原因造成的，脑萎缩不是唯一的原因。临床也发现约有20%的痴呆老人并没有脑萎缩。

三、痴呆并不致命，只是记忆力差点

痴呆早期症状不严重，以记忆力下降为主，生活基本可以自理；但到晚期可出现认知功能全面下降，生活不能自理，严重的会出现安全问题，甚至危及生命。

四、痴呆没有先兆，早期发现不了

痴呆早期有许多症状是可以通过观察发现的，如记忆力下降、主动性下降、兴趣缺失、语言表达能力下降、情绪多变等。

五、痴呆没有办法根治，只能任其发展

痴呆的治疗目前确实是医学上的难题，特别是阿尔茨海默病，但并非完全没得治。临床上可用的药物如多奈哌齐、美金刚等对于延缓痴呆的病情进展、改善精神行为症状有一定的疗效。对痴呆老人进行合理的康复、护理同样能延缓病情的发展。

六、晚期痴呆，就不需要治疗了

痴呆老人病情进展至晚期，认知功能全面下降，生活不能自理，大、小便失禁，家属认为这时治疗没有效果，浪费钱，因而任其自由发展，这种观点是非常错误的。晚期痴呆虽然缺少有效的治疗方法，但是给予药物对症处理，并给予合理的护理，可以增强老人的体质、延缓病情进展，减少并发症，提高生活质量。

（邓永萍　胡昔权）

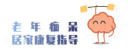

第二章 怀疑家人得了痴呆该怎么看病

第一节 怀疑痴呆该去哪个科室看病

上面我们已经描述了很多痴呆的相关症状,也了解了痴呆的一些早期表现。一旦发现家人出现类似的症状,应该尽快就诊。有一部分痴呆是可以找到病因,从而得以根治的。越早治疗,效果越好。

一、就诊时携带什么资料

老人到医院就诊时,最好是由与老人接触最多的照护者陪老人去医院,因为他们对老人的情况最了解。就诊时需要携带老人既往的病历资料、所有的检查结果。如果住过院,要把出院小结、疾病诊断证明书等资料带齐,有头颅磁共振成像(MRI)或者计算机断层成像(CT)片子是最好的。家人还应详细了解老人最近服用的药物及剂量,以上这些资料都有助于医生的诊断和治疗。

二、到底应该去哪个科

1. 神经内科

神经内科医生可以帮助老人明确痴呆的病因,因此,当怀疑家里老人患有痴呆时,可以到神经内科就诊。

2. 精神科

如果有明显的烦躁、淡漠或者幻觉等精神症状,可以到精神科就诊。一般来说,痴呆首发精神症状极少是单纯的精神疾病,往往是由躯体或者大脑的疾病导致。到精神科就诊时,一定要注意给医生提供详尽的病史,尤其是当痴呆老人智力或者生活能力下降时,家属和精神科医生都

第二章　怀疑家人得了痴呆该怎么看病

要高度警惕发生痴呆的可能。

3. 老年科和记忆门诊

有些医院专门设立了老年科和记忆门诊，可以到这些门诊就诊。

4. 康复科和记忆康复门诊

当痴呆诊断明确后，应该及时前往康复科就诊，康复科或者记忆康复门诊可以为患者提供康复评估、康复训练和护理指导等帮助。如果出现记忆力减退等症状，首诊也可以到康复科进行详细的功能评估。

5. 日间照护中心

痴呆老人需要长期照护。当痴呆老人被确诊后，如果家属在工作时间没有足够的精力照顾老人，那么日间照护中心则是一个很好的选择。这类中心有由全科医生、护士、护工、社工组成的专业团队，主要为居民提供医疗、护理、康复训练、生活护理、文体活动等综合性养老服务。家属可选择早送晚接的日间照护服务，也可以选择营养餐饮、康复理疗、上门照护等单项服务。

（郑　东）

第二节　医生是怎么诊断痴呆的

一、先得明确到底是不是痴呆

痴呆有明确的诊断标准，既往智能正常，后天出现认知功能（记忆力下降、失用、失认、失语、抽象思维和判断力下降中至少有一项）受损，社会功能和生活能力下降，可以拟诊痴呆，但需要排除其他疾病引起的精神状态不好或精神类疾病等才能确诊。临床医生会根据病史、体格检查及一些神经心理评估量表测评来判断老人到底有没有痴呆。

二、痴呆的病因是什么

导致痴呆的病因主要有三大类。

（1）大脑原发性疾病：如神经变性（阿尔茨海默病、路易体痴呆、

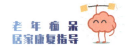

额颞叶痴呆等）、血管性、炎症性（如疯牛病等）、正常颅压脑积水、脑肿瘤、外伤、脱髓鞘病等。

（2）大脑以外的身体疾病：甲状腺功能低下、维生素缺乏、酒精中毒、毒品及药物慢性中毒等。

（3）同时累及大脑及其他脏器的疾病：艾滋病、梅毒、肝豆状核变性等。

有些痴呆找到病因后，给予对因治疗，症状是可以终止甚至逆转的。但有些类型的痴呆目前的治疗方案只能改善症状或者延缓病情发展，却无法逆转和阻止病情的进展，所以明确痴呆的病因是至关重要的。

三、明确痴呆的严重程度和有无精神行为异常综合征

一般通过临床痴呆评定量表（CDR）和总体衰退量表（GDS）来判断痴呆的严重程度，日常生活活动能力（ADL）量表可以帮助评定生活能力的受损程度，社会功能活动调查表（FAQ）帮助评定社会功能受损的程度。了解病情的严重程度及判断是否存在精神行为的异常，才能对痴呆老人实施不同的护理和康复方案。

（郑　东）

第三节　需要做哪些检查来帮助诊断和查明病因

1. 详细的病史问诊

临床医生最重要的诊断手段就是掌握详细的病史，所以医生会详细地询问各个方面的情况。

（1）发现症状多长时间了？

（2）是怎样发现的？

（3）主要的表现是怎样的？

（4）病情是怎样进展的？

（5）是慢慢进展的，突然进展的，还是阶梯状进展的？

第二章 怀疑家人得了痴呆该怎么看病

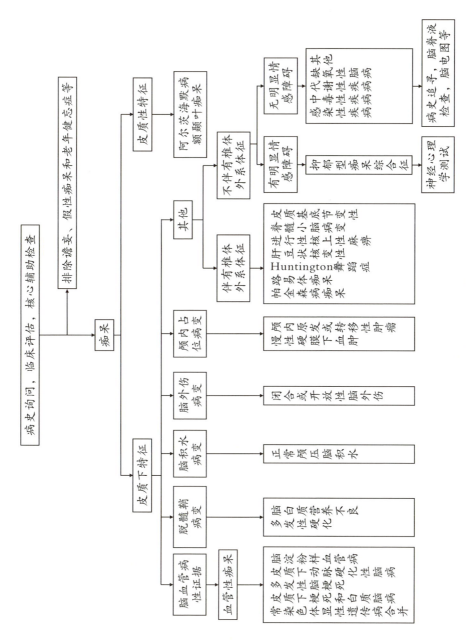

痴呆诊断流程图

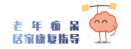

（6）哪个方面的能力有减退？

（7）减退到什么程度了？

（8）中间的治疗过程是怎样的？

（9）做了什么检查？

（10）用了什么药？疗效怎么样？

（11）最近的情况怎么样？

（12）最需要医生提供什么帮助？

家属就诊前可以把以上问题整理一下，方便医生问诊。因为门诊就诊的人太多，医生的时间有限，清晰地提供病史不仅能给医生节约时间，也能详尽地反映痴呆老人的情况。医生问诊时家属不要不耐烦，因为详细的问诊对诊断和后期的治疗是非常必要的。

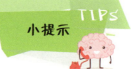

小提示

2. 详细的体格检查

详细询问病史后，医生会给老人做体格检查。如果是门诊就诊，医生会有重点地进行体格检查；如果是住院患者，因为时间允许，医生会对患者进行全身细致的体格检查（包含全面的神经系统检查）。体格检查的一些特征表现能帮助医生做出初步诊断。痴呆老人的身体信号就是诊断的指路灯。

3. 选择性地完成量表检查

临床医生会选择合适的量表给前来就诊的老人做一个综合评价。

临床最方便实用的认知功能评估量表是简易精神状态检查表（MMSE），通过它可以初步判断老人是否存在智能下降的情况。这个量表使用方法简单，家属在家可以帮助老人初步筛查一下。

第二章 怀疑家人得了痴呆该怎么看病

表 2-3-1 MMSE

项目		记录	评分
Ⅰ 定向力（10分）	星期几		0　1
	几号		0　1
	几月		0　1
	什么季节		0　1
	哪一年		0　1
	省市		0　1
	区县		0　1
	街道或乡（镇）		0　1
	什么地方		0　1
	第几层楼		0　1
Ⅱ 记忆力（3分）	皮球		0　1
	国旗		0　1
	树木		0　1
Ⅲ 注意力和计算力（5分）	100-7		0　1
	-7		0　1
	-7		0　1
	-7		0　1
	-7		0　1
Ⅳ 回忆能力（3分）	皮球		0　1
	国旗		0　1
	树木		0　1
Ⅴ 语言能力（9分）	命名能力　手表		0　1
	命名能力　铅笔		0　1
	复述能力　瑞雪兆丰年		0　1
	三步命令　右手拿纸		0　1
	三步命令　两手对折		0　1
	三步命令　放在大腿上		0　1
	阅读能力　请闭上您的眼睛		0　1
	书写能力　写出一个完整的句子		0　1
	结构能力		0　1
总分			

判定标准：

（1）认知障碍：最高得分为30分，分数在27~30分为正常，分数＜27为认知障碍。

（2）痴呆划分标准：文盲≤17分，小学程度≤20分，中学程度（包括中专）≤22分，大学程度（包括大专）≤23分。

（3）痴呆严重程度分级：轻度痴呆，MMSE≥21分；中度痴呆，MMSE为10~20分；重度痴呆，MMSE≤9分。

另外还有很多其他认知评定量表，比如蒙特利尔认知评估量表（MoCA）、血管性痴呆认知评估表、Mattis痴呆评定量表、韦氏记忆量表等。

除了认知功能评估量表外，评估量表还包括以下几种：精神认知能力30题(CCSE)、日常生活活动能力(ADL)量表、社会功能活动调查表(FAQ)、汉密尔顿抑郁量表(HAMD)、总体衰退量表(GDS)、临床痴呆评定量表(CDR)、哈金斯缺血评分(HIS)等。

4.适当的辅助检查

（1）常规检查和抽血检查：需要完善的相关检查有血、尿、粪三大常规检查，血沉，血电解质，血钙，血糖，肝肾功能，甲状腺功能，维生素B_{12}含量，梅毒血清学，艾滋病病毒等。

（2）影像学检查：完善头颅MRI检查，能发现外科手术可治疗的疾病（肿瘤、硬膜下血肿、脑积水）和血管性疾病引起的痴呆。因为CT的分辨率较低，所以推荐直接做MRI检查，避免重复检查。单光子发射计算机断层成像(SPECT)和正电子发射断层成像(PET)可帮助诊断病因不明的痴呆，但因其价格高昂，不作为常规推荐。

（3）其他相关检查：有助于鉴别痴呆的类型，如经颅多普勒超声、电生理检查、脑电图等。有痴呆家族史的老人应进行基因检测以明确诊断。

（章　慧）

第四节　痴呆的护理咨询

一、痴呆老人护理的必要性

痴呆老人工作、社会交往及生活自理能力逐渐下降,沟通、理解存在困难,往往还合并人格的改变;有些老人精神症状严重,有冲动、伤人甚至自伤的行为。严重的时候,老人不会打理个人卫生、不懂得冷和热、不知道要吃饭、丧失安全意识。上述种种表现都可能导致老人发生意外伤亡,缩短老人的寿命。因此,老人的生活质量及寿命与护理的好坏息息相关。

二、痴呆老人的护理原则

帮助痴呆老人料理个人生活,但并不是什么事都去帮老人做。照护者须进行督促、检查和指导,通过训练,能延缓智能衰退,让老人保持或重获衣、食、住、行等生活自理能力。对轻度痴呆的老人,要督促他们自己料理生活,如买菜做饭、收拾房间、清理个人卫生,鼓励他们参加社会活动,培养各种兴趣爱好,活跃思维,减缓精神衰退。对中、重度痴呆老人,家属要尽量帮助他们维持生活自理能力,如梳洗、吃饭、叠衣被、上厕所等。一切包办,只会加速痴呆的发展。具体训练方式和护理方式在本书的后续章节中会有详细的介绍。

三、护理的咨询平台

对痴呆老人的照护是一项长期而艰苦的工作,需要有耐心和爱心。对痴呆照护者应进行专业培训,以提高他们应对痴呆老人的能力与技巧。照护者应注意自我调适,以免因为长期辛苦照护痴呆老人而造成心理问题。一些医院的老年科及记忆门诊会定期举办一些免费的讲座,有提到护理方面的细则和知识;社区方面现在也会定期请医院的护理专家在老

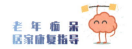

人活动中心讲课。本书在护理方面有重点地描述了各个方面的护理细则，让照护者掌握一些护理知识，不仅可减轻照护者的负担，也保证了老人的生活质量。

（章 慧）

第五节 痴呆的社会支持

现阶段我国社区老人院的发展不够完善，只有部分护理院接收痴呆老人，床位数量很少，供不应求，痴呆老人多由其家人看护。痴呆老人若存在精神症状，照护起来则更加困难。多数家庭年轻人都需要上班，一般会请家政人员照护老人，这笔费用再加上痴呆老人每月需要服用昂贵的药物，许多家庭不堪重负。为解决这些问题，国家出台了一些相应的措施。

一、老人院

一些城市开办了一些老人院，痴呆老人可以使用医保长期住院。也有一些城市依托精神病医院创办养老院，专门收治有严重精神症状的痴呆老人。

二、医保慢性病报销

医保能报销痴呆的部分治疗费用，能减轻患者家庭的医药负担。

三、公益基金

部分城市有用于痴呆的专项公益基金，符合相关条件者都可以申请。

四、痴呆的网络资源

中国老年保健协会办的网站（http://www.adz.org.cn/）是国内最大的、专门从事痴呆宣传教育等公益性活动的网站，是一个非营利性、非政府的组织，筹建于1998年，2002年被正式批准成立并成为国际阿尔茨海默病协会（ADI）在中国唯一的正式成员。国内的一些医药网站也有很多相关的知识。

（章　慧）

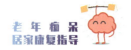

第三章 得了痴呆怎么办

第一节 常用药物要知道

　　陈伯伯今年82岁，退休前曾任某大学教授，因"记忆力下降3年"就诊，临床诊断为阿尔茨海默病，予以卡巴拉汀胶囊1.5毫克口服，每天2次，出现明显呕吐和腹痛等胃肠道不良反应。停用卡巴拉汀胶囊，改用多奈哌齐2.5毫克口服，每天1次，仍然出现呕吐。最后建议陈伯伯采用卡巴拉汀贴剂4.6毫克，每天1贴，无明显不良反应，精神状态也明显好转、说话增多。

　　方阿姨今年72岁，退休前是一名护士，因"记忆力下降4年"就诊，记忆力差，不喜欢说话，见到邻居不打招呼，临床诊断为阿尔茨海默病，予以多奈哌齐5毫克、美金刚5毫克口服，每天1次。开始时无明显不良反应，逐渐将多奈哌齐加量至10毫克口服，每天1次；美金刚加量至10毫克口服，每天2次。方阿姨的记忆力明显改善，说话明显增多，方阿姨的丈夫和儿女非常开心。

　　我们在医院、养老机构、日间照护中心、社区等地方进行痴呆知识宣传的过程中，人们经常会问这样的问题：痴呆吃什么药可以好？没有治愈痴呆的药物，为什么还要吃药？哪些中药能治疗痴呆？鱼肝油对预防痴呆有效吗？

　　药物治疗可以改善痴呆老人的认知功能或延缓认知功能减退，消除和减轻各种精神行为症状，提高患者生活质量，减轻照护者的负担。但是，至今尚没有可以治愈痴呆的药物。

第三章　得了痴呆怎么办

您或许会问，既然痴呆没法治好，那为什么还吃药呢？

在临床工作中我们发现，前来就诊的处于疾病相同阶段的患者，坚持药物治疗者和放弃药物治疗者会在生活质量上表现出明显的差异。恰当的药物治疗结合良好的护理，能够改善患者的记忆、注意力差及胡言乱语等认知减退症状和行为异常，延缓患者生活能力减退的速度，也减轻了照护者的负担。放弃治疗者的结果就是认知功能逐渐减退，胡言乱语、易怒、情绪低落等症状加重。患者虽然躯体功能仍然保存，但是由于认知功能急剧下降，其生活能力也会减退，加重照护者的负担。一旦明确诊断为痴呆，药物治疗是必不可少的。因此，当您或您的亲人被诊断为痴呆，您就需要了解治疗痴呆的常用药物。

目前国际公认的治疗痴呆的药物主要是针对阿尔茨海默病的，分为两大类。第一类是胆碱酯酶抑制剂，包括多奈哌齐、重酒石酸卡巴拉汀、加兰他敏；第二类是谷氨酸受体拮抗剂，如美金刚。多年的临床证据显示，胆碱酯酶抑制剂能够一定程度地改善轻度和中度阿尔茨海默病患者的认知和行为症状；对于中度和重度阿尔茨海默病患者来说，单用胆碱酯酶抑制剂多奈哌齐，或者联用美金刚，可以延缓认知功能衰退，减少易怒、夜间大喊大叫等行为症状，减轻照护者负担。目前国内已批准将多奈哌齐用于重度阿尔茨海默病患者的治疗。

> 在痴呆药物治疗方面，您必须知道没有哪两位痴呆患者的病情是完全相同的，用药前必须明确诊断，由医生开处方，并定期随诊评估，调整治疗方案。
>
> 小提示 TIPs

在痴呆的治疗过程中，您需要对市场上销售的益智类保健品，比如维生素补充剂、鱼肝油、银杏叶片等，持谨慎态度。目前尚没有临床证

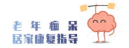

据证明这些保健品对痴呆有效。

钱先生今年62岁，他57岁时出现记忆力明显减退，逐渐出现完全不认识家人的症状，且情绪容易激动。将多奈哌齐逐渐加量至每天10毫克，美金刚每天20毫克，他的记忆力无明显改善，但是情绪较以前明显好转。医生告知老人家属尽量避免更换照护人员，让老人在熟悉的环境居住，避免批评老人。经过调整，钱先生的情绪进一步好转。

重度痴呆老人往往合并各种精神行为异常，包括看见不存在的事物、听到不存在的声音、怀疑有人要害自己、情绪激动、打人、失眠等，这些症状往往是痴呆老人就医的主要原因，也是让痴呆老人家属和照护者最痛苦的症状。您必须知道，各种抗精神病类药物和治疗失眠的药物，只可能在短期内控制痴呆老人的各种精神行为症状，改善其睡眠质量，但是痴呆老人得的不是精神分裂症，不属于精神病范畴。国内外的痴呆诊治指南均明确指出痴呆老人禁用上述药品，因为上述药品不但可以导致痴呆老人认知功能恶化，还会因老人耐受性差而导致老人出现过度镇静，容易跌倒，甚至骨折的情况，并且会明显增加老人发生突发死亡的可能性。长期服用非典型抗精神病药物奥氮平、利培酮、喹硫平和阿立哌唑等还会导致体重增加、血糖升高等副作用。针对出现精神症状的痴呆老人，首先应该给予抗痴呆药物改善其认知功能，通过改变照护的方法来减轻老人的各种精神行为症状和失眠症状。如果通过以上方式仍不能改善精神行为症状，则需要在专科医生指导下，短期内使用最小剂量的抗精神病类药物，一旦老人精神行为症状得以改善，可在医生的指导下停用抗精神病类药物。

赵阿姨今年82岁，既往有高血压、糖尿病病史，记忆力减退3年，由于不慎跌倒导致右侧股骨头骨折，行右侧股骨头置换术。术后赵阿姨记忆力明显减退，基本不认识家人，每隔20~30分钟起床一次，起来上厕所或到处翻东西，日夜不宁，被家人送至某精神病医院。医生予以奥

第三章 得了痴呆怎么办

氮平片5毫克口服，服药后赵阿姨出现卧床不起，大、小便失禁，完全不认识家人的症状。我院医生接诊后立即停用奥氮平，给予多奈哌齐每天5毫克，美金刚每天5毫克，一周后赵阿姨精神状况明显好转，不再出现到处翻东西的情况，可以认识家人，可以短时间交谈，夜间起床解小便2~3次，家属照护的负担极大减轻。

针对高血压、糖尿病、脑白质病变、脑卒中等引起的血管性痴呆，应使用控制脑血管疾病危险因素、预防脑卒中再发等的药物，可以有效地预防痴呆进展。国内多部专家共识推荐胆碱酯酶抑制剂和谷氨酸受体拮抗剂用于治疗血管性痴呆，尤其是胆碱酯酶抑制剂多奈哌齐可显著改善血管性痴呆患者的认知功能及日常生活活动能力。在临床上，具有扩张脑血管和保护神经元双重作用机制的尼莫地平也经常被用于治疗血管性痴呆。

值得各位读者注意的是，脑血管疾病引起的认知功能减退，即血管性痴呆与阿尔茨海默病等神经退行性疾病的预后不同，处于血管性认知功能减退的早期、尚未达到痴呆程度的老人，经过规范、足量的药物治疗，病程可能逆转，也就是说这部分老人认知功能尚有恢复的可能。

> 血管性认知障碍更加强调早期发现、早期治疗、早期干预，这样有利于疾病恢复！
>
> **小提示** TIPS

以上仅介绍了最主要的两类痴呆的治疗方法，即阿尔茨海默病和血管性痴呆的药物治疗方案，以上两种痴呆的患者占痴呆总数的80%以上。本书中介绍的药物均为处方药物，药物的使用、加量、减量等用药方案必须在专科医生的指导下进行。遵医嘱服药，定期到门诊复诊是治疗的关键。针对痴呆老人的认知功能及生活自理能力减退的干预，除了

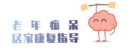

药物治疗之外,包括康复治疗在内的综合干预也非常重要,这些内容将在后面的章节详细介绍。

(朱飞奇　胡昔权)

第二节　痴呆早期康复最重要

2018年国际上针对阿尔茨海默病的药物研发均宣告失败,部分研究者开始转向非药物干预对于阿尔茨海默病的作用方面的研究。芬兰进行的预防老年人认知障碍的干预研究中,将年龄在60~77岁有认知障碍风险的老人分为治疗组(631人)与对照组(629人),并记录他们2年内认知功能的变化情况。治疗组得到的治疗包括营养指导、认知训练和运动训练。认知训练包括执行功能(包括计划任务和组织任务)、记忆和思维推理速度等训练;运动训练包括肌肉力量训练、有氧运动和姿势平衡训练。此外,他们会参加群友会,分享认知功能改善的经验。治疗组的心血管健康状态受到严格管控,先后6次测量了老人们的体重、血压、臀围和腰围。在这2年时间里,内科医生对所有老人的多项检查结果进行了4次评估。每次评估后,医生会根据评估结果提出改善日常生活习惯的建议。这个项目对大部分老人来说都属于强化干预,在开展本项研究的过程中,老人们的生活方式出现了巨大的变化。2年后对两组受试者进行评估,发现对照组老人认知功能衰退的风险比治疗组老人高30%;治疗组老人在认知方面表现出明显的进步,提高程度比对照组老人高25%。相比对照组,治疗组老人的执行能力明显改善,高出了83%;思维推理能力改善(完成思维任务所需的时间)得更显著,高出了150%;复杂记忆任务的表现(例如记住较长的清单)则高出了40%。本项目的结果说明包括认知训练、运动训练及营养指导在内的综合干预措施有利于延缓存在痴呆风险的老年人的认知功能衰退。

第三章　得了痴呆怎么办

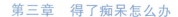

目前有证据表明，康复治疗为主的综合干预，已成为预防痴呆发生并延缓老年痴呆发展的有效途径，因此，康复治疗应贯穿于预防、治疗痴呆老人的全过程。然而，读者会问前面提到的研究中采用的认知训练和运动训练应该如何在家中开展？本书下面的章节将详细介绍。

当您和家人承受痴呆带来的困扰时，除了向神经科和精神科医生寻求帮助外，康复科医生、治疗师和护士也能够为您和家人提供功能评估、疗效评估、康复治疗和居家康复护理指导等医疗服务。早期及中期痴呆，特别是早期痴呆，必须积极进行康复治疗。晚期痴呆，因患者日常生活能力严重受损，则主要以照护为主。康复治疗能够增强痴呆老人的体质、促进大脑功能代偿、延缓病情的进程、防止躯体并发症，帮助老人维持一定的生活自理能力，是提高痴呆老人认知能力、运动功能及改善生活能力和生活质量的必要手段。

这里，我们将简要介绍在医院中进行的针对痴呆的康复评估和训练方法，重点介绍在家中可以进行的认知训练、日常生活活动能力训练和运动训练方法。

一、制订合理的家庭康复计划

开展家庭康复前，务必先在医院由专业医生和治疗师对痴呆老人的整体功能进行评估，根据评定结果，协助老人和家属制订相应的家庭康复计划，按照计划执行康复训练并定期复诊。

表 3-2-1　日间居家康复活动安排表

周一	周二	周三	周四	周五	周六	周日
7：00—8：00　美好的一天开始啦！起床、刷牙、洗脸、整理床铺、吃早餐等							
8：00—8：30　交流、互动，例如：听音乐、唱歌、看报纸							
8：30—9：30　自由活动时间，具体如下：							
早操	往事分享	慢跑	早操	往事分享	拼图	早操
下棋	广场舞	观看老影片	手工活动	诗歌朗诵	座谈会	小组活动

续表

周一	周二	周三	周四	周五	周六	周日
9：30—11：00　玩球类、打扑克、打麻将、看电视（电影）						
11：00—12：30　吃午餐						
12：30—14：00　个人清洁及午睡						
14：00—15：00　自由活动						
15：00—16：00　下午茶时间						
16：00—16：45　做体操、跳广场舞、打太极拳、慢跑、打球等						
17：00　晚饭						

二、如何帮助痴呆老人训练认知能力

由于痴呆的核心问题是认知功能的全面衰退，因此认知障碍的康复训练至关重要。以下介绍针对不同认知障碍的居家训练方法。

1. "人物、时间、地点"模糊不清怎么办

李小姐的父亲今年65岁，患高血压病10余年，3个月前发生脑卒中，经过治疗，老人四肢活动基本正常。李小姐以为父亲的病好了。带老人回家后，李小姐才发现父亲出门后找不到回家的路，在家里居然找不到厕所，甚至叫错她的名字。李小姐领着父亲到神经内科就诊，医生诊断老人得了"血管性痴呆"，除了给予药物治疗，医生建议李小姐到"记忆康复门诊"就诊。康复科医生和治疗师对老人进行了全面的功能评估，并和李小姐共同制订了康复训练计划。在医生的指导下，李小姐认真执行康复训练计划，经常告诉父亲家里人的名字、年龄和家庭关系，在家中显眼的位置摆放挂历和时钟，并且在卫生间的门上贴上"卫生间"的字样。每次和父亲外出，她都会牵着父亲的手，耐心地告知他"我们要去哪里、怎么去、去做什么事情"等。在李小姐的悉心照顾和训练下，老人逐渐能识别时间、地点，也很少叫错家人的名字了。

第三章 得了痴呆怎么办

当家中老人出现"人物、时间、地点"模糊不清时,应反复告知老人常见的人物、常去或需要去的地点、具体的时间和这个时间该做的事情等,强化老人的识别能力;也可以引导老人在固定的时间写日记,记录下时间、天气、几点去了哪里、做了什么事情等,通过这种方式,让老人自己养成一种习惯;也可以教会老人使用相册、手机、地图等辅助工具。

在家中醒目的位置制作一个时间提示表,教会老人每天更换日期、星期等信息,加强老人的时间辨别能力。

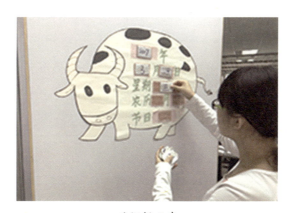

时间提示表

2. 经常"走神"怎么办

方伯伯年轻时很喜欢绘画,近1年来,老伴儿发现他经常仅画了一部分就开始"走神",需要反复提醒多次,甚至有时候他刚一提笔就又想去做其他的事情,完全集中不了注意力。儿女也发现和他说话时,他总是不能认真听别人把话说完。家人带着方伯伯到医院就诊,方伯伯被诊断为"轻度认知障碍"。医生告知方伯伯及家人,方伯伯的问题出在"注意力"不能集中方面。老伴或者儿女可在安静的环境中训练方伯伯看着颜色鲜明的记号笔,在头不移动的情况下,让他的眼睛随着笔的移

注意力训练:让老人在写有不同数字的纸上,选择目标数字进行删除或画圈,比如圈出数字中所有的"2"。

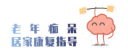

动而移动;让他持续完成一件事情,可进行不同类型的划消测验(数字、字母、汉字等),例如数字划消,即家属在一张纸上随机写满数字,让他将所有的"2"都圈出来。

如果方伯伯觉得上面的方法过于简单,也可以增加难度。例如:开着收音机,给予干扰的同时进行上述训练;看电视时,家属突然让老人去冰箱拿水果,并告诉他拿完后回来接着看电视,观察老人是否回来看电视;让老人一边接电话一边算算术,或是一边洗菜一边跟家人通过视频聊天等。

如果方伯伯对以上方法不感兴趣,也可以找一些他感兴趣的事情进行训练。例如:面对面或通过电话交谈,交谈的内容一定是老人比较感兴趣和关心的内容,多鼓励老人与家人、朋友及邻居聊天,让老人畅所欲言;也可通过玩小游戏,如大家来找碴、数独、你画我猜等游戏方式进行训练。

答题的过程中,给予音乐干扰。

◆家属在对老人进行注意力训练时,应循序渐进,结合每个家庭的环境和每个老人的特点制订计划。

◆在进行训练前,要让老人明白训练的目的是什么,训练可以帮助他提高哪些能力。

◆每次训练前,都要保证老人理解训练的内容,并且保证注意力集中,注意力集中后再进行训练。如果老人注意力没有集中,可以让老人休息一会儿或换个时间进行,一般早餐后或午睡后注意力比较集中。在训练过程中,家属如果发现老人的注意力水平有所提高或退步,则需要调整训练时间和任务难度。

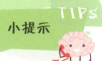

小提示

第三章 得了痴呆怎么办

3."记忆力"怎么训练

记忆中存储着人类生命中所有美好的往事,晚年生活因为有回忆而变得多姿多彩。记忆力减退或者丧失不仅让老人怀疑"我是谁",更因不能记住生活中所需的时间、事件、人物而让老人备感苦恼。

(1)通过回忆进行"怀旧治疗",不仅可以让老人记起过去的人与事、去过的地方等,还能增强老人对生活的信心。也可以通过回忆的方法,强化对日常生活过程的记忆,比如"早上吃的什么最好吃""昨天看了什么电视节目"。

周先生曾是一名大学教授,退休后一直被返聘在原来的学校授课。近来以往的同事在路上见到周先生,发现他不像原来那样热情。甚至有学生发现,周教授突然不认识自己了。周先生的女儿带他到医院就诊,他被诊断为"阿尔茨海默病"。周先生很难过,他的女儿还有学生们经常和他一起回忆过去上课、郊游的情景,帮助他回忆同事、朋友、学生的姓名和特点,遇到周先生回忆不起来的地方,大家会适当提醒,引导他自己说出来。通过反复回忆,周先生不仅增强了对往事的记忆,还为生活增添了许多乐趣,而且增强了他对生活的信心。

(2)如何训练记词语

您需要准备:纸、笔、词语卡片。在纸上写好需要记忆的词语或者选择需要记忆的词语卡片,读出词语,并让老人重复说1遍,让其记住,5分钟、10分钟后让老人说出。如果老人不能说出或不能准确说出,则给予相应提示;如果提示后还不能说出,则给出3个词语,让老人从中选出来。

记忆词语

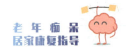

> 训练可逐渐增加难度。词语可变更为照片、人物、事物，让老人记忆，也可以采用藏物品的形式，让老人在家中找出刚才看过的物品等。
>
> 小提示 TIPS

（3）如何训练记数字

①您需要准备纸、笔。用纸和笔写下需要训练的数字内容，由家人念出一串数字，从1位数起，每次增加1位数，例如：第1组为8、3、9，第二组为34、94、53，第三组为724、395、258。每次念完后立即让老人复述，直到不能复述完整为止。如果老人复述不出某组数字（如第3组），则要考虑是注意力的问题还是记忆力的问题，训练时有没有其他干扰。如果只是记忆力的问题，则要对这组词语多加练习。

记数字

②"分段法"记数字：生活中老人常常需要记住电话号码、车牌号、门牌号等信息。例如：要老人记住家里的电话号码"87574336"，可以将其分解为"8757""4336"；要记住车牌号码，例如：粤A31298，可以将其分解为"312""98"。

（4）关键词法：选择所需记忆的词语或者事件的关键词来帮助记忆，例如：要记住"我今天要去银行取钱，到超市买菜"这两件事情，可以教会老人记住"取钱买菜"这4个字。

（5）如何记忆短篇文章：生活中经常需要记忆一些简短的消息，因此训练记忆短篇文章非常必要。

选择老人感兴趣的文章或者信息，比如记忆朱自清的《背影》一文中的一段文字：

我说道："爸爸，你走吧。"他望车外看了看说："我买几个橘子去。

第三章　得了痴呆怎么办

你就在此地，不要走动。"我看那边月台的栅栏外有几个卖东西的等着顾客。走到那边月台，须穿过铁道，须跳下去又爬上去。父亲是一个胖子，走过去自然要费事些。我本来要去的，他不肯，只好让他去。我看见他戴着黑布小帽，穿着黑布大马褂，深青布棉袍，蹒跚地走到铁道边，慢慢探身下去，尚不大难。可是他穿过铁道，要爬上那边月台，就不容易了。他用两手攀着上面，两脚再向上缩；他肥胖的身子向左微倾，显出努力的样子。这时我看见他的背影，我的泪很快地流下来了。我赶紧拭干了泪，怕他看见，也怕别人看见。我再向外看时，他已抱了朱红的橘子往回走了。过铁道时，他先将橘子散放在地上，自己慢慢爬下，再抱起橘子走。到这边时，我赶紧去搀他。他和我走到车上，将橘子一股脑儿放在我的皮大衣上。于是扑扑衣上的泥土，心里很轻松似的。过一会儿说："我走了，到那边来信！"我望着他走出去。他走了几步，回过头看见我，说："进去吧，里边没人。"等他的背影混入来来往往的人里，再找不着了，我便进来坐下，我的眼泪又来了。

　　在开始记忆前，先让老人粗略阅读上面的短文，然后家人可以向老人提出问题，例如："是谁去给作者买橘子啊""作者的父亲穿着什么样的衣服啊"等，让老人带着以上问题，再次仔细阅读，并复述文章大致内容，最后回答家人的问题。老人记住文章后，可以根据老人的记忆水平，选择间隔相应的时间，再次向老人提问文章内容，强化其记忆。

　　（6）阅读文章：阅读记忆文章不仅可以增强老人的记忆力，还可以增强老人的理解能力。

　　林阿姨今年68岁，她一直是诗词爱好者，退休后总是一个人在家看书。近几个月来，她发现自己看过的文章都很难回忆起来，甚至刚看过的诗词都不能复述。儿子也发现，林阿姨不再像以前一样，喜欢讲自己看过的好文章了。林阿姨到医院就诊，被诊断为"阿尔茨海默病"。阅读是林阿姨最大的爱好，因此，林阿姨和她的家人一起制订了阅读计划，选择既往感兴趣的文章，抄写并且大声朗读。记住这些文章后，林阿姨

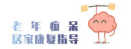

的儿子还设计了一些填空、补充句子的游戏，以增强林阿姨的记忆力。

（7）增强"记忆力"的好方法

① 图像法：可以让老人尝试将需要学习的概念或字词幻想成图像，这是记住姓名的好方法。例如：要记住"王桂兰"这个名字，可以想象"国王在观赏桂花和兰花"。

② 层叠联想法：将要学习的内容转化成图像，然后层叠起来，让老人记住图像。或当老人试图回忆一件事或一个事实时，将新学的信息联想到已存在和熟悉的记忆中，帮助老人记忆。例如：要记住咖啡、女儿、钱包、公交车这组单词，可以引导老人去想象："女儿上班要迟到了，赶紧拿着咖啡，抱着钱包去赶公交车。"

③ 故事法：将所要记住的重点转化成一个故事，通过语义加工，使这个故事中包括所有要记住的内容。例如：要记住周四要和老同事老李去参加单位体检，并且顺路买水果回家，路上经过药店买降压药。就可以编写这样一个故事：我和老李是好同事，我们都很注重健康，周四要去体检，水果对健康很重要，要常吃，降压药也必须坚持服用，这对健康也很重要，我们都是关注健康的老年人。

④ 现场法：通过创建一个想象的现场图像来帮助记忆。

刘阿姨被诊断为"阿尔茨海默病"，家人每周六都会带着刘阿姨去买菜，为了训练她记住要买的菜，在家人的提醒下，她通过想象餐桌上已经做好的菜的样子，有蒜、姜、牛肉、青椒等，刘阿姨不仅记住了需要买的菜，仿佛还闻到了菜的香味。通过参与买菜这样的活动，刘阿姨觉得自己不是一个需要被别人照顾的老人，而是一个被别人需要的人。

⑤ 倒叙法：倒回各个时间的各个步骤找到遗漏的物品或回忆一件事。例如：不小心将笔记本留在家中，通过想象笔记本放在家中的具体位置，最近一次见到的时间，闭上眼睛回忆起当时的情景等，都有助于回忆起笔记本上的具体内容，帮助找回物品及事件。

⑥ 自问法：当忘记自己本来要去做的某件事情时，可以静下心来想想，问自己几个问题。首先问自己一些常规问题，例如：什么时间、在哪里、与何人说起过要去干什么。结合上述方法，建立一个现场，让自己回忆起来。如果确实想不起来是何事，则可以想想自己与谁讲过此事，找那人了解情况。

郭爷爷今年72岁，患有"高血压、糖尿病"5年多了，去年发生"脑梗死"后，现在不仅需要持手杖走路，而且记性不好，出门不久就不记得自己要去哪里。医生诊断郭爷爷患有"血管性痴呆"。郭爷爷不喜欢待在家里，老是想出门，为此郭爷爷的儿子不仅给他佩戴了可定位的手环，还经常教郭爷爷问自己："跟谁讲过要去哪里""什么时候讲的""在哪里提到的此事"，通过提问，帮助老人回忆起将要去的具体地点。

（8）帮助"记忆"的工具：痴呆老人认知障碍的训练方法有很多，这些康复策略被称为恢复性治疗策略。需要注意的是，仅有小部分痴呆老人能通过恢复性治疗策略达到生活自理的目的。对于大部分老人，恢复性治疗仅能稍稍改善和提高他们的生活质量，甚至仅仅是能够延缓认知功能和日常生活活动能力的减退。因此，针对痴呆老人的康复训练，还需要配合代偿性治疗策略，即利用身体外在的辅助物品或提示来帮助记忆障碍者提高记忆力的方法，适用于轻、中度记忆障碍且较少合并其他认知障碍的老人。常用的辅助工具有以下几种。

①记事本：这是一种很有效的工具，前提是要学会及记得使用记事本。在记事本上记录约会的时间和地点、电话号码、交通路线，列出要做的事情，更要理出事件的主要成分、关键词。怎样才能记得使用记事本？应每隔10分钟打开记事本看看，如果老人使用记事本的情况较好，可以慢慢拉长使用时间，直至在任何时间都会使用。

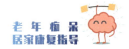

> 换衣服的时候，要记得将记事本放进新换的衣服口袋。
>
> 小提示

学会使用日历

②日历：将特殊的事情和计划要做的事情记在上面，随时查阅。

③使用绘图：适用于"经常找不到路"的老人，可在地图上标明要去的地点和路线，也适用于图像想象能力比较好的老人。例如：先在地图上查阅地址并做上记号，记住地图。实际去时，使用想象法和记事本回忆地点、路线。

④列清单：家人为老人列出要完成的事情的清单，让老人按清单完成任务。

表 3-2-2 居家老人活动清单

时间	事件	完成情况（做完打"√"没做打"×"）
周一 9：00—11：00	去河边钓鱼	
周二 15：00—16：30	和隔壁老王下棋	
周三 14：30—17：00	去剧院看粤剧	
周四 9：30—11：00	学做一种糕点	
周五 15：00—16：30	约老友在家吹拉弹唱	
周六 8：00—9：00	和张大妈去公园打太极	
周日 15：00—17：00	带孙子去公园玩耍	

⑤做标签：在衣橱、书柜、冰箱、房门上都贴上标签，重要的东西用红色签字笔重点标记名称，以防找不到。

第三章　得了痴呆怎么办

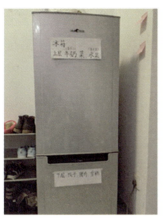
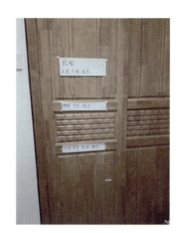

冰箱标签，衣柜标签

范奶奶今年80岁，半年前被诊断为"阿尔茨海默病"。她非常喜欢整洁，喜欢整理物品，但是她总是找不到自己整理过的物品。女儿帮助她用便签在衣柜上标注"内衣、冬天的大衣、衬衫、袜子"，在冰箱门上记录买回来的各种食物的名称和保质期。

⑥言语或视觉提示：口头提示有关问题，同时让老人看有关的图画等。

⑦写日记：指导老人每天写日记，从写日记过渡到写回忆录，让老人逐步回忆起以往的生活。翻看日记也可以帮助老人强化记忆。

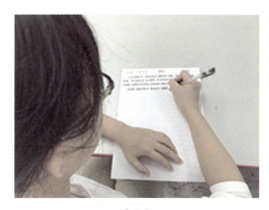

写日记

⑧活动日程表：将有规律的每日活动制成大而醒目的时间表贴在老人常在的地方，如床头、卧室门上。开始时家人要经常提醒老人看日程表，让他知道什么时间应该做什么。

4. 如何训练执行能力

执行能力需要多种认知功能的参与。良好的执行能力须具备一定的条件：能够处理一系列事件，当出现错误时能及时发现并纠正，能够制订计划并做出决策，处理复杂事件或多个事件时能够不断地转换注意力。通常，某一项或多项认知功能下降，对老人的执行能力都会有影响。所以，发现老人处理事情的能力比之前有所下降时，就要考虑老人是哪些方面的认知出现了问题，要加强这些方面的认知训练。注意力不集中和记忆力下降是这类老人常会出现的问题。

当出现这类问题时，可以安排老人参与日常生活相关的活动，例如：照顾宠物、安排行程、分类物品、处理假设问题、进行从一般到特殊的推理训练等。这样的训练更贴近日常生活，可提高老人训练的积极性和主动性，能最大限度地挖掘老人残存的执行能力，改善现有的执行能力。

（1）数学题：让老人做简单的数学题，如数字的加减乘除运算、数字排列、数字倒背等训练，通过训练，改善老人的记忆力和连续计算能力。如数字连续乘以2，连续乘9次，老人须认真听并且记住，如果老人注意力不集中，记不住要乘以2时，我们可以给予提醒。

数字计算

（2）拼图、搭积木：打乱拼图和积木，让老人参照指定的图案或模型来拼图或搭积木，有利于改善老人图像识别和空间结构组织能力，增强理解力与思维能力。注意：给予的目标图案或模型应从易到难，由少到多。

给予老人7块拼图，让其拼出我们给予的目标图案。

第三章　得了痴呆怎么办

（3）物品分类：准备水果、蔬菜、日用品等常用物品模型或实物，打乱后让老人进行分类。或者是让老人做简单的家务活，例如：整理衣柜和书柜、摆放买回来的物品等。

（4）计划或行程安排：在家人的协助下，让老人安排一日游或某项活动的具体策划方案，例如：外出购物、去医院看病、旅游等。也可以让老人组织一场比赛。通过这种形式的训练，不仅能提高老人的记忆力、注意力，以及解决问题的能力和沟通能力，还能提高老人的人际交往能力。

外出购物、医院就诊

（5）问题总结：准备一则新闻，让老人先朗读一遍，然后总结这篇文章的主要内容。如果老人做得很好，可以找一篇比较长的文章，给老人提几个问题，让老人给出答案。通过这样的方式，训练老人的信息总结和处理能力以及阅读能力。

（6）决策：老人对于风险明确的事件的决策能力是完整的，但对于风险不明确的事件，决策是受损的，因此可以多让老人模拟做决策，或是下象棋、打扑克牌、打麻将等，然后由游戏逐渐过渡到决策生活中的小事，从而提高老人的决策能力，使老人获得极大的成就感与满足感。

（7）推理能力：给老人准备一组图片，并告诉老人这是一个故事，让老人将图片按先后顺序排列出来，并描述这个故事。也可以让老人看一些简单的推理剧，向老人提问，例如：谁是小偷、谁拿走了钥匙等。锻炼老人对事情的逻辑思维能力和判断力。

（8）灵活性训练：可以让老人通过任务转换练习灵活性，例如：

成语接龙、猜字游戏、在有限的时间里说出不同的水果名称等。

（9）假设性问题处理：准备一些日常生活中常见的问题，例如：没带钥匙怎么开门、没带公交卡怎么坐车、厕所水管爆了怎么办，等等，训练老人解决问题的能力。

除了上述训练方法，还可以让老人进行一些小游戏训练，例如：大家来找碴、连连看等。利用平板电脑中的益智软件，让老人训练。这种方式能够训练老人的认知能力，且训练内容更具娱乐性，能充分调动老人的训练热情。

◆ 家庭训练过程中，应尽量减少老人视野范围内杂乱及不必要的物品。

◆ 从安静的环境逐渐过渡到正常的环境，每次给予口令、建议、提供信息或改变活动时应注意周围的环境。

◆ 注意调动老人的主动性，训练应由易到难，在治疗过程中可以短暂休息，重新开始时应先复习。

◆ 训练老人把相关的或必要的信息分类并记入记事本。

◆ 使用的记事本要放在固定的位置，并养成随身携带、经常查阅的习惯。

◆ 要学习的信息应该是现实生活中的，并且与老人的日常生活相关。

小提示 TIPS

三、痴呆老人的运动治疗

痴呆老人运动障碍出现的时间往往因痴呆类型的不同而不同，运动障碍的表现也因脑部病变的部位不同而不尽相同。血管性痴呆是由于脑血管疾病引起的，通常伴随有不同程度的偏瘫。路易体痴呆往往除了有记忆减退、幻视、抑郁等症状外，还会出现类似帕金森病的典型表现，

第三章　得了痴呆怎么办

例如：突然迈步时无法迈出第一步——运动启动困难；静止时身体出现不能控制的抖动——静止性震颤；走路时小碎步向前冲——慌张步态。这些早期就伴随痴呆出现的运动障碍症状容易得到老人及其家人的重视而较早被关注。但多数痴呆老人（如阿尔茨海默病）早期运动功能障碍可能不明显，他们能吃能喝，能走能动，因此，运动治疗往往容易被老人及其家人忽视。

运动治疗的目的是通过有计划的、系统的运动训练，达到治疗或预防损伤、改善或提高身体功能、优化整体健康状态的目的。对于痴呆老人来说，运动治疗就是通过帮助或指导老人进行正确的活动来改善其功能。

不论是哪种类型的痴呆都强调尽早接受运动治疗干预，运动治疗不仅能促进瘫痪肢体运动能力的恢复，提高老人的坐、站平衡及步行能力，提高老人自理程度，还可以预防因卧床不动而导致的各种并发症和身体功能减退，提高身体灵活性；刺激大脑改善抑郁等精神症状；提高心肺功能，延缓疾病和衰老进程；有研究报道，3~6个月中等量的运动训练还能改善认知功能，最终提高老人的日常生活活动能力。

运动治疗的方法应根据老人的身体功能状况和运动功能障碍程度个体化设计。伴随有偏瘫或帕金森病表现的痴呆老人，其详细运动治疗方案应该由专业治疗师进行系统评估后制订并指导实施。对于没有运动功能障碍的早期痴呆老人，可以根据老人的个人兴趣爱好选择合适的运动类型（如快走、慢跑、太极拳、广场舞等）。

运动量应根据老人的身体功能状况适度调整。一般以老人的主观疲劳程度和最大心率的百分比作为判断标准。最大心率=220-年龄。老人活动时以心率达到最大心率的60%~70%，最大不超过80%，老人稍感疲劳为宜。如一位75岁老人运动时最大心率应该不超过80%×（220-75）=116次/分。恰当的运动量应该是运动停止后大约5分钟心率恢复到运动前的水平，老人稍感疲劳，稍有出汗，无头晕、胸闷、气喘等不适症状。

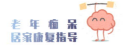

◆每天安排的活动应尽可能符合老人的兴趣爱好,并尽量安排在老人注意力最集中的时段内。

◆活动安排要有规律,以便老人形成习惯并坚持下去。

◆把复杂的活动分解成简单的步骤,分步给予指导和提示,指令要简单明了。

◆对风险小的活动要鼓励老人自己完成,不包办替代,即使需要很长时间,也要让老人在简单的活动中获得成就感。

◆多关注老人的优点和长处,真诚地给予鼓励和表扬,少责怪,少催促,尊重老人的选择权,维护老人的尊严。

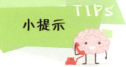

1. 痴呆老人早期没有运动障碍是否需要进行运动治疗,哪些运动有益于老年痴呆的防治

加拿大研究人员通过对 86 位年龄在 70~80 岁、患有轻度认知障碍的女性进行的为期 6 个月的随访发现,适度的有氧运动可以增加大脑中参与学习和记忆的海马体的体积,从而起到延缓老年痴呆进展的作用。美国拉什大学的研究(716 位平均年龄 82 岁尚未罹患痴呆的老人)提示,相对于那些不经常干家务的老人来说,经常进行做饭、洗碗、清扫等日常家务活动的老人患阿尔茨海默病的概率更低。

因此,老年痴呆早期即使没有出现运动障碍,也应该鼓励患者坚持适度的体育运动,尤其是参与需要思考和学习的群体运动,如太极拳、广场舞、健身操、瑜伽等;另外,还应该鼓励老人积极做力所能及的家务活动,如洗衣、做饭、浇花、种菜、打扫卫生等;经常做十指参与的精细活动,如剪纸、雕刻、弹奏乐器、手指旋转健身球或盘核桃,双手伸展握拳等。有部分研究提示,以上运动可能会提高大脑皮质的运动水平,有益于预防老年痴呆和延缓其进展。

2. 运动如此重要,有没有适合在家里做的运动呢

这里简单介绍一套由中国香港体适能总会提供的老人健体操。

(1) 热身运动

①左右转头:眼望前方,头部缓缓转向右边,还原后再向左转。重复4次(注意:转颈次数不宜太多)。

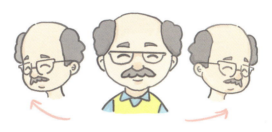

②点头收颌:头垂下,下颌缓慢向前并内收,停10~15秒后还原(注意:头部不宜后仰)。

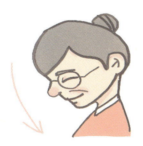

③耸肩:双肩向上耸,静止10~15秒,还原。重复5次。

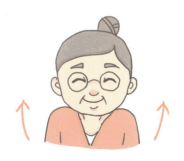

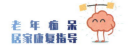

④拉肩：左手伸直横放胸前，右手轻度用力将左手压向身体，静止 10~15 秒，还原。转换右手，重复上述动作。左右手各重复 2 次。

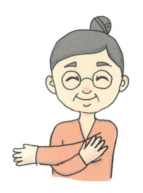

⑤转肩：先双肩缓缓向前转动 5~8 次后，再向后转动 5~8 次。

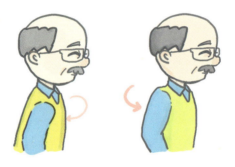

⑥双臂前推：眼望前方，保持腰背挺直，手肘屈曲，慢慢向后伸，掌心向前，双臂贴近身旁。然后再慢慢向前推出，还原后重复 8 次。

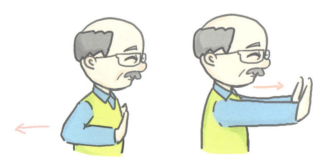

第三章　得了痴呆怎么办

⑦坐位推掌：坐位，十指紧扣于胸前，掌心或掌背向外，双手慢慢向前推出，维持 10~15 秒，还原。重复 1~2 次。

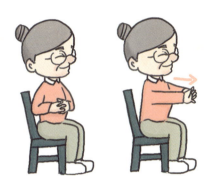

⑧抓握拳头：两臂前屈平腰，双手握拳，然后放开，手指伸直。重复 8 次。

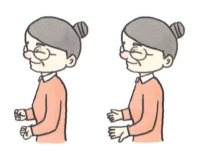

⑨直腰转体：坐位，腰背部略微离开椅背，保持腰背挺直，前臂提起平腰，上身慢慢尽量向右后方转，维持 10~15 秒，还原后做另一边。两边各重复 1~2 次。

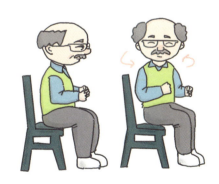

⑩侧拉腰：两腿张开至肩宽，左手叉腰，右手臂尽量向上伸展，同时将腰部向左侧拉，静止10~15秒，还原。再向反方向重复此动作。左右各重复1~2次。

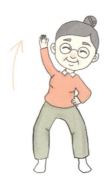

⑪弓步转腰：站立位，两腿张开至肩宽，保持腰背挺直，双手叉腰，双腿微曲。屈臂平腰，上身慢慢转向左边，然后转向右边。重复4次。

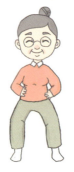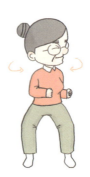

⑫屈膝踏步：站立位，两腿张开至肩宽，保持腰背挺直，双手叉腰，双腿微曲。双脚原地踏步。反复8次。

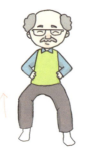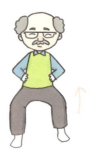

第三章　得了痴呆怎么办

⑬交替转踝：单手扶椅背或桌边站立，保持腰背挺直，单脚站稳，另一只脚略微离地，脚掌先向内转 8 次，反方向再转 8 次。还原后以另一脚重复上述动作。两脚各重复 1~2 次。

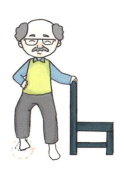

（2）健体运动之椅上运动

注意不宜用折叠椅或不稳定的椅子。

①坐位提腿：坐在椅子上，提右腿 4 次为 1 组，然后提左腿 4 次为 1 组。各重复 8 组。

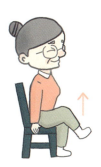

②提腿推手：重复提腿的动作，同时双手向前向上推。各重复 8 组。

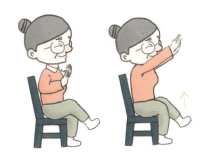

③腿下拍手：重复提腿的动作，提腿稍高，同时双手在腿下拍掌。各重复8组。

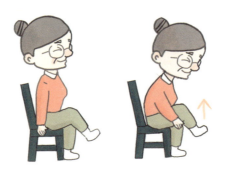

④提腿拍掌：先提右腿，再提左腿；与此同时，双手轮流在右方和左方拍掌。各重复8组。

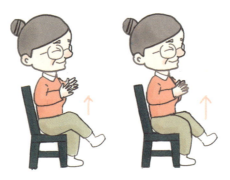

⑤坐位展翅：腰背部略微离开椅背，手肘提高至胸前，然后张开至两侧，收回原位。重复8次。

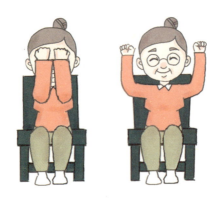

第三章　得了痴呆怎么办

（3）健体运动之健步舞

健步舞是随节奏轻快的音乐踏步，同时以手部动作配合不同的舞步；踏步动作以左、右脚各踏 1 步为 1 次。

①原地踏步 4 次，然后向前踏步 4 次。

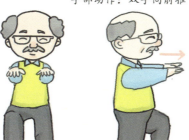

手部动作：双手向前推

②原地踏步 4 次，然后向后踏步 4 次。

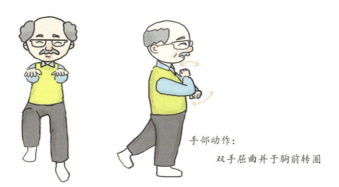

手部动作：双手屈曲并于胸前转圈

③先以右脚脚跟点前，还原。再以左脚脚跟点前，还原。左右脚各重复 4 次。

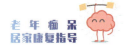

手部动作：双手向前推

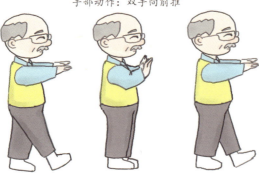

④向右踏步4次，然后向左踏步4次。

手部动作：双手屈曲并向两旁推出

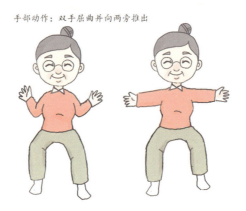

⑤向前踏步4次，然后向后踏步4次。

手部动作：双手自肩部往上推

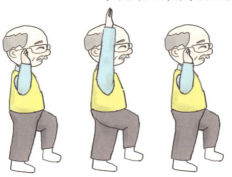

⑥向右踏步4次，再向左踏步4次。

第三章　得了痴呆怎么办

手部动作：双手下垂，慢慢提升至肩膀水平

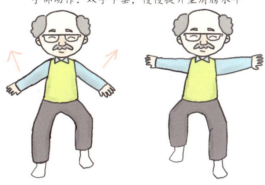

（4）健体运动之平衡训练

①站立位，保持腰背挺直，双手叉腰，以右腿单脚站稳，左腿伸直向前微微上提至脚跟离地约7厘米，维持5~10秒，慢慢放下恢复双脚站立。换右腿再做。每边重复2~3次。

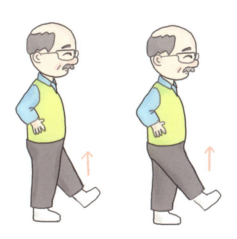

②站立位，保持腰背挺直，双手叉腰，以右腿单脚站稳，左腿伸直向后微微上提至脚尖离地约7厘米，维持5~10秒，慢慢放下恢复双脚站立。换左腿再做。每边重复2~3次。

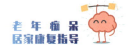

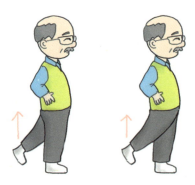

③站立位,保持腰背挺直,张开双臂,双臂自两旁抬高至肩膀,以右脚单脚站稳,左脚向左边微微上提至离地约7厘米,维持5~10秒,慢慢放下恢复双脚站立。换左脚再做。每边重复2~3次。

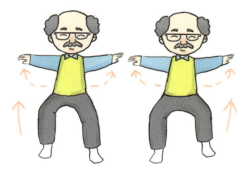

(5)健体运动之肌力训练

①手举水瓶:坐位,右手持盛有约500毫升水的塑料瓶,向上举高至手肘伸直,然后慢慢放下,换左手再做,每边重复10次。

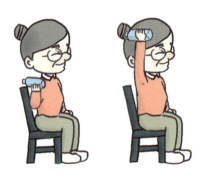

第三章 得了痴呆怎么办

②腿举沙包：坐位，在左右脚踝分别绑上0.5~2千克的沙包，左膝慢慢尽量伸直，脚掌略向上屈，然后慢慢放下，换右膝再做。每边重复10次。

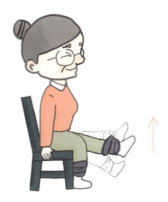

（6）缓和运动（落幕动作）之呼吸调适（2~3分钟）

①两腿张开至肩宽，保持腰背挺直，屈膝微蹲，双臂垂放于身前，双手侧伸缓缓上举，开始吸气，双手越过头顶时，两腿同时伸直，双臂缓缓放下，同时呼气，还原至屈膝微蹲。重复4~6次。

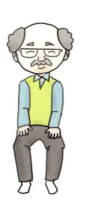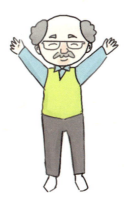

②两腿张开至肩宽，保持腰背挺直，屈膝微蹲，双手垂放于身前，双手缓缓上提，开始吸气，双手向前平举至肩胛位置时，两腿同时伸直，双臂缓缓放下，同时呼气，还原至屈膝微蹲。重复4~6次。

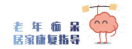

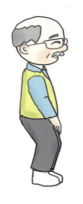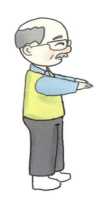

（7）缓和运动（落幕动作）之伸展运动（5~10分钟）

也可重复热身运动的动作。

3. 痴呆老人不愿意动怎么办

随着病情进展，痴呆老人记忆力减退和性格、行为异常逐渐加重，部分痴呆老人经常会出现过分依赖行为，觉得"自己不会做的事情"越来越多，希望家人或照护者提供帮助。部分痴呆老人认为儿女请人过来照顾自己，就得享受"无微不至的关怀"，即使是自己能完成的日常生活活动（如穿衣、洗漱、吃饭等）也让照护者帮助。

对于老人的依赖行为，家人或照护者首先要理解这是痴呆的一种表现，而不是老人故意为之，不要直接指责或抱怨老人"偷懒"。这时候应该像父母对待顽皮的幼儿一样采取"哄""逗"或者适度的奖励等方法，在给予安全提醒和保护的前提下鼓励老人尽量自己做自己的事情，即使完成得不好也不要指责他，对其主动参与要发自内心地给予肯定和表扬。对于老人力所能及的事，只在他需要帮助的时候提供帮助。家人和照护者都应该明白在帮助的过程中让老人维持和提高残存能力更重要。

孟爷爷今年78岁，2年前因多发性脑梗死导致右侧肢体偏瘫、认知功能减退，经过系统的康复训练后右侧肢体运动功能恢复较好，走路、穿衣、洗澡等活动基本都能自理，但老人记忆、计算能力减退，情感反

第三章　得了痴呆怎么办

应淡漠。半年前老人逐渐开始不愿意与人交流，不愿意到室外活动，慢慢发展到洗漱、洗澡等基本个人卫生事务都不愿意自己动手。孟爷爷刚开始不愿意洗澡时，老伴和儿女很着急，经常用"快去洗澡"之类的话命令他，有时候用"不洗澡都臭了"这样的话羞辱他，孟爷爷因此经常生气，更加抗拒洗澡。后来孟爷爷的女儿咨询了精神科医生后知道这是老年痴呆的表现，就和母亲商量，利用老人节俭、怕浪费的心理，变着花样地哄孟爷爷洗澡。有一次，孟奶奶故意放好一盆温水给孙子洗澡，结果孙子跟她说自己已经洗过澡了，孟奶奶对着孟爷爷嗔怪孙子说"洗过澡了也不说一声，害我又放这么多热水，白白放掉多可惜啊，费水还费电，老头子，要不你就泡泡澡吧"。孟爷爷看着老伴儿为难的样子，居然自觉脱衣服洗澡了。从此以后，每隔3~5天就会有一场类似的双簧表演，每次孟爷爷都开开心心地洗澡了。

对于痴呆老人在主动参与活动中可能存在的动作缓慢、反应迟钝甚至会弄脏衣服或地面等情况，家人和照护者不要埋怨、责备老人，要耐心收拾并用正确的方法予以指导，让老人有参与的成就感，这有利于家庭和谐。

4. 痴呆老人不能动该怎么训练

老年痴呆发展到后期严重阶段，大多数老人会因认知、运动功能全面受损而长期卧床。部分血管性痴呆老人在早期就会出现运动失用、运动功能受损而导致转移及活动能力减退或丧失。对于这部分运动障碍明显的痴呆老人，建议请专业物理治疗师对老人进行系统全面的评估，然后为其制订运动治疗计划。

一般老人认知学习能力部分残存时，应该以指导和帮助老人主动运动为主，将日常活动动作分解，循序渐进地指导老人运动，如怎样在床上翻身、接小便时老人该如何配合、怎样从床上坐起来、怎样扶持站立、怎样从床到轮椅互转、怎样在熟悉的环境里短距离行走等。当老人因大脑功能全面受损而不得不长期卧床时，几乎只能通过被动的肢体活动、

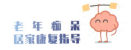

拍背排痰、辅助呼吸肌训练等手段帮助老人维持运动功能，预防或延缓压疮、关节挛缩、肌肉萎缩及肺部感染等并发症的发生，同时指导照护者安全转运和照护老人，以减轻照护者的压力。对于完全丧失运动能力的严重痴呆老人，为有效预防肌肉萎缩、关节挛缩等失用综合征，可由照护者给予被动活动。一般每日2次以上，每次每个动作重复5~10次。顺序是由上到下、由大关节到小关节，循序渐进地进行。

> 痴呆老人的具体活动方案建议由医院康复科治疗师评估后制订，照护者给老人进行的被动活动也应经治疗师规范培训后再进行，并根据老人情况，定期到医院评估，以免发生肌肉拉伤、关节损伤等问题。
>
> 小提示 TIPS

四、痴呆老人如何进行日常生活活动能力训练

1. 什么叫日常生活活动能力

日常生活活动能力是指人们在每日生活中，为了照顾自己的衣、食、住、行，保持个人卫生整洁和独立地在社区中生活所必需的一系列基本活动。日常生活活动能力主要包括基本日常生活能力（如穿衣，吃饭，洗漱，大、小便，走路及上、下楼梯等）和工具性日常生活能力（如打电话、做家务、使用交通工具、理财等）。

2. 如何评估痴呆老人的日常生活活动能力

老人到医院就诊，医生会采用日常生活活动能力量表对老人进行评估。

日常生活活动能基本自理的轻度痴呆老人不应给予过度照顾，应尽量让老人自己参与日常生活活动，包括生活规律、适度运动、参与社会活动、保持心情愉悦，尽可能长时间、较大程度地维持独立生活能力；日常生活活动中度依赖的中度痴呆老人建议在照护者的协助下进行简

第三章 得了痴呆怎么办

单、有规律的生活自理能力训练，增强老人的信心和安全感，照护者应陪同老人完成力所能及的任务，让老人体会参与的乐趣。重度痴呆老人基本丧失生活自理能力，需要照护者密切关注及陪护。因此应根据病情的严重程度进行日常生活活动能力训练。

日常生活活动能力量表

指导语：现在我想问些有关您平常每天需要做的事情，我想知道，您可以自己做这些事情还是需要家人帮助，或者您根本没办法做这些事？

项目	评分
1. 自己搭公共车辆	（1）（2）（3）（4）
2. 到家附近的地方去（步行范围）	（1）（2）（3）（4）
3. 自己做饭（包括生火）	（1）（2）（3）（4）
4. 做家务	（1）（2）（3）（4）
5. 吃药	（1）（2）（3）（4）
6. 吃饭	（1）（2）（3）（4）
7. 穿衣服、脱衣服	（1）（2）（3）（4）
8. 梳头、刷牙等	（1）（2）（3）（4）
9. 洗自己的衣服	（1）（2）（3）（4）
10. 在平坦的室内走	（1）（2）（3）（4）
11. 上、下楼梯	（1）（2）（3）（4）
12. 上、下床，坐下或站起	（1）（2）（3）（4）
13. 提水煮饭、洗澡	（1）（2）（3）（4）
14. 洗澡（水已放好）	（1）（2）（3）（4）
15. 剪脚趾甲	（1）（2）（3）（4）
16. 逛街、购物	（1）（2）（3）（4）
17. 定时去厕所	（1）（2）（3）（4）
18. 打电话	（1）（2）（3）（4）
19. 处理自己的钱财	（1）（2）（3）（4）
20. 独自在家	（1）（2）（3）（4）
得分：	

评分：（1）自己可以做；（2）有些困难；（3）需要帮助；（4）根本没法做。
评定结果总分≤26分为完全正常，＞26分提示有不同程度的功能下降

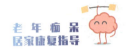

3. 医院可以为痴呆老人提供哪些日常生活活动能力指导和训练

当您发现家里的老人存在日常生活活动能力障碍时，可以到医院找专业的康复医生和治疗师寻求帮助。

首先，医生会帮老人进行日常生活活动能力评估，并对痴呆老人及其照护者予以针对性的训练指导，目的是通过训练使老人尽量做到日常生活全部或部分自理，并教会照护者如何对痴呆老人进行居家康复训练。

其次，痴呆老人合并有其他问题或疾病时，有些日常生活活动训练在家中完成不了，必须先在医院进行治疗。例如：痴呆合并有进食困难的老人，需要先由康复医生明确老人进食困难的原因，然后在康复治疗师的帮助下同时进行吞咽功能训练及进食训练。

医院也可以为痴呆老人制作辅助工具，如：轮椅、步行架、拐杖、矫形器等，以方便老人完成日常步行活动等。

4. 日常生活活动能力更需要居家训练

对于轻度、中度的痴呆老人，可以为其制订适宜的居家日常生活活动能力训练。下面将分别介绍痴呆老人可以进行的居家日常生活活动能力训练。

◆ 日常生活活动能力训练开始前必须进行功能评估，评估必须由有经验的专业医生和康复治疗师共同完成。

◆ 痴呆老人家属和照护者必须经过专业的医生或康复治疗师给予相应的培训，方可给痴呆老人进行居家的日常生活活动能力训练。

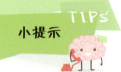

小提示

（1）饮食训练

餐前准备：缓慢用鼻用力吸气，再用嘴巴缓慢吐气（深呼吸）；颈部先前、后、左、右活动，后缓慢旋转头部；双侧耸肩，胳膊前伸、外展、后伸以活动肩部；舌头向外伸，舌尖向上、下、左、右舔嘴唇；用力鼓腮、缩腮，进行腮部活动。

第三章　得了痴呆怎么办

床上进食：①床铺尽量平整，身体坐起直立，重量均匀分布在臀部两侧，腰部放一枕头。②食物和餐具放在患者面前一个稳定的台面上（床边桌或是床上桌）。③下颌内收，颈部处于放松状态，患者双手放于前面桌子上，一手托住碗，一手拿筷子或勺子把食物送入口中，合上嘴进行咀嚼和吞咽。④吃完后放下餐具。

坐在椅子上进食：①准备一张合适的靠背凳，腰背直立，双脚平放在地上，坐在桌边，注视食物和餐具。②下颌内收，颈部处于放松状态，双手放于餐桌上。③一手托住碗，一手拿筷子或勺子把食物送入口中，合上嘴进行咀嚼和吞咽。④吃完后放下餐具。

餐后收拾：用餐巾纸擦嘴；餐后刷牙，减少口腔食物残留和细菌滋生。

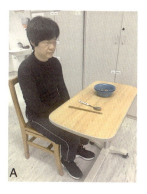
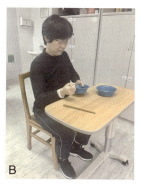
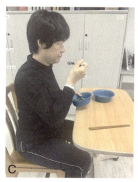
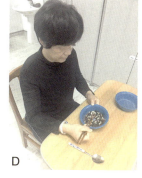
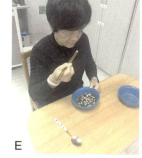

坐在椅子上进食

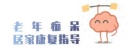

◆ 吃饭后不能立即躺下,应该至少坐着休息 30 分钟后再躺下。

◆ 有吞咽或呛咳的情况应提醒老人减少每口进食量和减慢速度。

◆ 必要时提供辅助设备,如:防滑垫、弯角调羹、带把手的杯子等。

小提示 TIPS

进食指导

部分老人进食时容易出现进食速度较快,或咀嚼时间不够的情况,需要予以进食指导。

有的老人因为肢体活动不灵活,饮水时需要用带把手的杯子,建议选用塑料或不锈钢材质的杯子,并需要使用一些特殊的进食工具。

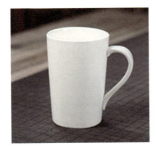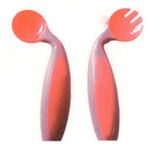

带把手的杯子和特殊的进食工具

（2）穿、脱衣物训练

穿、脱上衣:①穿开襟上衣。放好上衣,左手穿进左侧袖口,把衣领拉到肩部,右手把衣服拉到右侧,穿上另一侧袖子,系上纽扣。②脱开襟上衣。解开纽扣,把衣领脱到一侧肩膀,脱下一侧袖子,再脱另一侧袖子。合并有偏瘫的痴呆老人,在系纽扣时可以使用穿衣钩。

穿开襟衫

第三章 得了痴呆怎么办

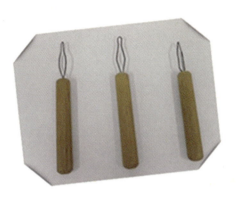
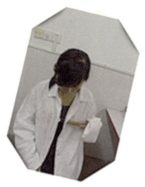

穿衣钩

穿、脱套头衫：①穿套头衫。放好上衣，把手伸进一侧袖口，再伸另一侧，把头套入领口，整理衣襟。②脱套头衫。把身后的衣服往上拉，退出头部，把一侧手脱出袖口，再脱另一侧。

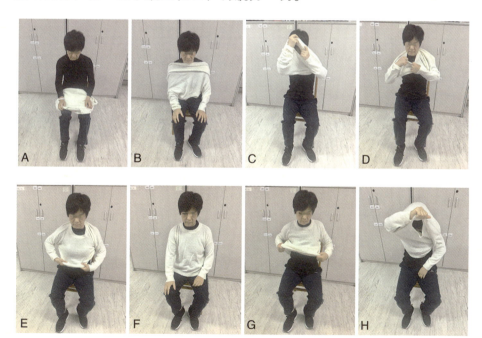

穿、脱套头衫

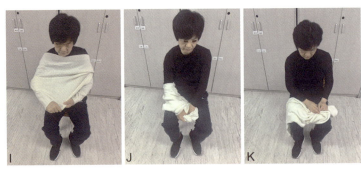

穿、脱套头衫（续图）

穿、脱裤子：①穿裤子。摆好腿以便手能够到脚踝，穿上左右两条裤腿，把裤子拉到大腿根部，再把裤子拉到腰上。②脱裤子。把裤子脱下腰部，再将裤子退到双腿的大腿部直到脱出脚踝。

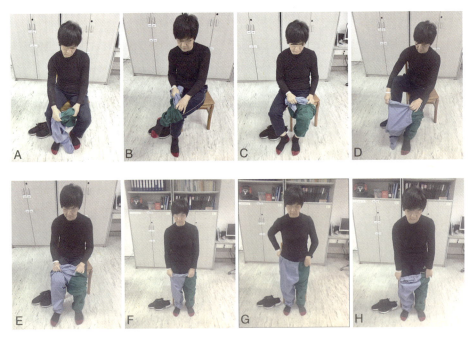

穿、脱裤子

第三章 得了痴呆怎么办

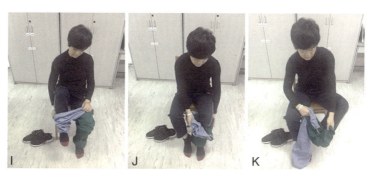

穿、脱裤子（续图）

穿、脱袜子：将一条腿压在另一条腿上，先摸到脚，然后将袜子穿上或脱下，以相同的方式穿或脱另一只脚的袜子。

穿、脱鞋子：将一条腿压在另一条腿上，先摸到脚，然后将脚放入要穿或脱的鞋子里，以相同的方式穿或脱另一只鞋子。弯腰困难的老人可以采用鞋拔子作为辅助工具。

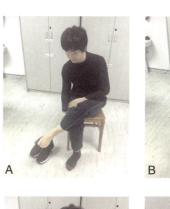 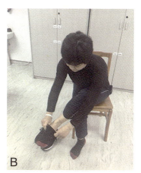
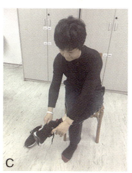 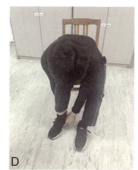

穿、脱鞋袜

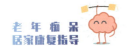

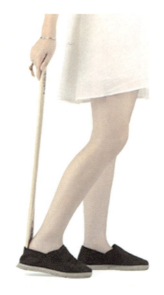

鞋拔子

- ◆ 选择宽松的开襟衫、套头衫和裤子。
- ◆ 选择有大扣子和按钮的衣服，或有魔术贴的衣服。
- ◆ 尽量选择有松紧带的裤子。
- ◆ 用松紧鞋、一脚蹬鞋、有魔术贴扣的运动鞋代替普通的系带鞋。
- ◆ 鞋子不宜太重、太硬，鞋跟应为平底。

小提示

（3）清洁训练

洗脸：打开水龙头，冲洗毛巾，关上水龙头，拧干毛巾，擦脸。

刷牙：口杯里装满水，把牙膏挤在牙刷上，刷牙，彻底漱口。

洗脸

第三章　得了痴呆怎么办

刷假牙：①备齐杯子、牙刷、牙膏，并将假牙取下。②先用漱口水彻底清洁口腔。③然后用沾有牙膏的牙刷刷洗假牙，用流水冲洗。④轻轻装上假牙，如暂时不用则将假牙放在冷开水中浸泡保存。

刷牙

剃须：①使用电动剃须刀先剃唇周，再剃下巴。②使用普通剃须刀剃须前用热毛巾敷脸1分钟，软化须根；涂抹剃须泡沫；先刮去面颊上的胡须，再刮去两鬓和脖子上的胡须；剃须完毕用温水洗净，最后用毛巾擦干。

剃须

梳头发：拿起梳子，先梳前面的头发，再梳后面的头发。肩关节活动差的老人可借助长柄梳梳头发。

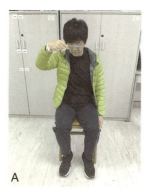
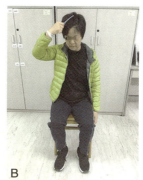

A　　B　　C

梳头发

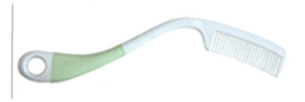

长柄梳

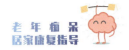

◆ 选择柔软、大小适中的毛巾和牙刷。

◆ 用普通剃须刀剃须时要慢、轻、柔。

◆ 假牙清洁后不能泡在热水或乙醇中,以免老化变形。

小提示 TIPS

(4)上厕所训练

白天上厕所:打开厕所门,走进厕所;接近马桶,背对马桶脱下裤子;抓住扶手,小心地坐到马桶上;上厕所后用卫生纸清洁;站起并穿上裤子,冲厕所。

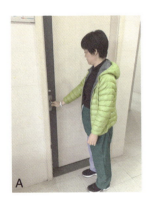
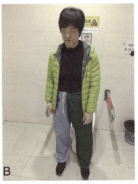
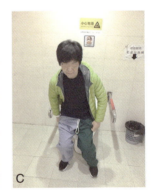
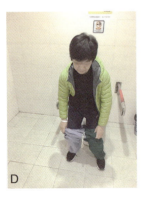
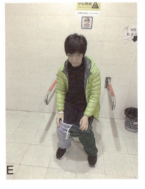
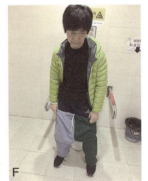

白天上厕所

第三章　得了痴呆怎么办

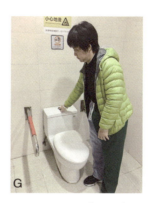

白天上厕所（续图）

晚上上厕所：床旁准备如厕椅，背对如厕椅脱下裤子；抓住扶手，小心地坐到椅子上；如厕后用卫生纸清洁；站起并穿上裤子，盖上便盆；小便时使用尿盆或尿壶，方便且易清洗。

◆ 卫生纸放在易取到的地方。
◆ 厕所里安装安全扶手。
◆ 厕所门槛不宜太高，厕所里做好防滑措施（垫防滑垫）。
◆ 晚上如果可以去厕所如厕，则在走廊留一盏灯，方便安全如厕；如果在床旁如厕，则在床头留一盏小夜灯。

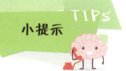

小提示

（5）洗澡训练

洗澡对痴呆老人的平衡能力（坐位、站位）要求很高。浴室环境潮湿，洗澡时，照护者应该根据痴呆老人的能力来调整身体姿势，尽量在坐位下洗澡。也需要对浴室环境进行改造，比如对地面进行防滑处理、洗手间内增加墙上扶手等。洗澡需要进行的活动包括：脱衣服、清洁、冲洗及擦干身体、穿衣服。

坐位下洗澡的顺序：①准备换洗衣服。②将老人转移至浴室。③让老人坐在有扶手的椅子上，脱掉衣服（具体见脱衣步骤），将衣服放好。④拿起花洒，调好温度。⑤淋湿身体。⑥擦洗身体，在身体上涂抹沐浴液，后背等擦不到的地方可用长柄刷或其他辅助用具擦洗，擦洗腿部及脚部时可以跷二郎腿或者一手扶着扶手、另一手弯腰擦洗。⑦擦干身体。⑧穿上衣服（具体见穿衣步骤）。⑨走出浴室。

（6）各项转移活动训练

痴呆老人的转移活动主要包括床上翻身、卧坐转移、床椅转移、坐站转移等。

床上翻身：是痴呆老人生活自理的第一步，可以维持良好的血液循环，预防压疮，应每隔两个小时翻身一次。具体步骤（以仰卧位转向右侧为例）：①向右侧摆动头、颈。②旋转躯干。③左脚蹬床，直至身体向右侧旋转90°。

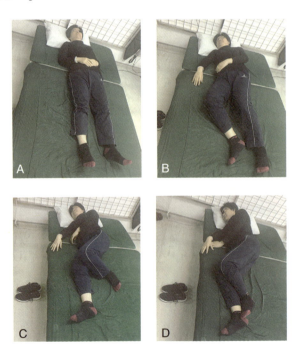

床上翻身

第三章　得了痴呆怎么办

卧坐转移（从卧到坐）：①翻身至一侧（如右侧）。②两条小腿移动至自然垂于床边。③双手撑起，转换至右肘关节支撑，再转换至右手腕支撑，直至撑起躯干。④移动躯干保持躯干直立。

床椅转移（从床到轮椅）：①轮椅与床呈45°夹角，拉紧刹车。②移动臀部至贴近椅面的位置，双脚踏地放好。③健手扶住远侧的轮椅扶手。④健手撑住扶手，双下肢用力，躯干前倾，迅速转移身体。⑤移动身体直至坐稳。

卧坐转移

床椅转移

坐站转移（从坐到站）：①坐于床边，双脚分开与肩同宽，双脚与地面垂直并放置于双膝正下方稍靠后的位置上。②双手交叉向正前方延伸，引导躯干前倾，直至双肩超过膝盖。③双下肢用力蹬地，迅速伸髋伸膝，直至完全直立。

坐站转移

◆如果痴呆老人坐位平衡能力不好，可以在床边加上护栏，痴呆老人力量不够时，可以抓住护栏帮助自己坐起，并维持坐位平衡。

◆床椅转移时，轮椅与床呈45°夹角，轮椅一般放在痴呆老人健手边。轮椅把手贴近床边，不可离床较远。

◆坐站转移时，痴呆老人的座椅与小腿同高或高于小腿，如果缺乏类似座椅，在痴呆老人坐起时，前方需有扶手辅助。

小提示 TIPS

（7）行走及上、下楼梯训练

持拐步行（三点步行、两点步行）：①三点步行。痴呆老人站立，健手（如右手）持拐，先出拐杖，迈出左脚，最后迈出右脚。②两点步行。痴呆老人站立，健手（如右手）持拐，拐杖与左脚同时迈出，最后迈出右脚。

持拐步行

◆ 痴呆老人应在迈出双腿之前先迈出拐杖，并在即将迈出健侧腿之前，利用拐杖帮助患肢运动。

◆ 拐杖迈出的距离一般在相应一侧足边旁开5cm，向前10cm处，不可过远或过于靠近内侧，以防跌倒。

小提示 TIPS

持步行架步行：该方法稳定性好，多用于痴呆老人早期室内行走，室外使用不方便。适用于双上肢力量好，双下肢力量较差的痴呆老人。注意不可使患肢移出步行架的距离过大。具体方法：①痴呆老人立位，双手握住步行架的两端。②将步行架抬起或滑出，放置于一步距离之前。③双手帮助支撑部分体重后，先迈出其中一只脚。④迈出另一只脚，直至重心向前转移。

持步行架步行

持滚轮步行架步行

第三章　得了痴呆怎么办

上、下楼梯：①痴呆老人恰当运用扶手，在下肢发力的同时，辅助身体完成向上或向下迈台阶的动作。②痴呆老人在上、下楼梯的过程中恰当移动身体重心，不可在上楼梯过程中向后倾倒或在下楼梯过程中向前倾倒。

上、下楼梯

（彭松波　张丽颖　罗　婧　刘远文）

第三节　中、晚期痴呆护理最重要

中、晚期痴呆老人已经不能独自生活，家庭照护对于老人来说至关重要。下面我们将给您提供中、晚期痴呆老人的家庭照护指导。

一、皮肤护理

皮肤护理可增强痴呆老人皮肤的抵抗力，是日常生活护理必不可少的内容。

（一）洗澡

刘伯伯65岁，退休前是国家公务员，5年前被医生诊断为"阿尔茨海默病"。现在他整日沉默不语，很少与人交流，存在语言表达和理解障碍，常出现大、小便失禁，偶尔将家人为他绑好的尿袋扯下扔掉而尿湿裤子。他极度抗拒洗澡，经常连续一周都不洗澡。一次，家人骗他说要出去玩，将其安放在洗澡车上，如此刘伯伯被推至浴室，被强行洗澡。在室温低

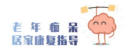

且水花飞溅的刺激下，刘伯伯蜷缩着身子、瑟瑟发抖，怒吼着："冷、冷，快点、快点"，还用脚踢家人。家人只好快速地结束了这次洗澡。接受专业照护人员的建议后，刘伯伯的女儿在卫生间安装了浴霸和黄色的泡澡盆，并将浴室的镜子去掉。每次洗澡时，她都和刘伯伯说，"洗完澡，身体干净了，马上要去开会了。"刘伯伯一听到"开会"二字，就很配合。

对照护者来说，洗澡可能是日常照护中最麻烦的问题之一。

1. 如果您和家人遇到上面的问题，请您考虑是否是由于下面的原因引起的

（1）记忆力丧失使得老人每次都将洗澡看成是第一次经历。洗澡对于老人来说完全是陌生的，因为陌生而使老人恐惧、害怕。

（2）脱去衣服后受到的寒冷刺激使老人不舒服。被脱去衣服可能增加老人失控的感觉，使其焦虑。

（3）流水声可能也会造成听力识别障碍的老人焦躁或恐惧。

（4）视力和感知障碍也可能使老人看不见澡盆、看不见水，或不知道水的深度，由此而产生恐惧。

（5）水花突然飞溅到脸上，或者香皂、沐浴露、洗发水的味道也可能造成老人恐惧。香皂、沐浴露泡沫进入眼睛也会对老人造成刺激。

2. 您可以试一试下面的方法

（1）不要和已经失去逻辑与间接思考能力的老人争辩和理论，用讲道理的方式很少能说服他们。长时间给老人讲洗澡的益处会使老人厌烦并对抗洗澡，会使照护者焦躁。可以试着走进老人的世界，找出老人对什么是最在乎和熟悉的。如有一位老人，只要跟他说毛主席说洗澡对身体好，他便会配合护理员接受洗澡。还有一位老人，只要跟他说洗完澡要开会发工资了，他便安静地配合了。

（2）取得老人的信任。照护者每天都穿着同样色调和款式的衣服，可使老人记住自己，而不会认为照护者是陌生人。在信任的前提下，增强老人的安全感，使他更容易接受照护者的安排。

（3）分散注意力。老人的注意力可以迅速地被他所感兴趣的事物分散。如一位老人前一分钟还抗拒洗澡，表现为哭泣、大声嚷嚷、全身颤抖；后一分钟，当她喜欢的音乐出现，她马上就跟随音乐唱起来并跟随节拍拍手，非常快乐。

（4）去掉所有让老人感觉不舒适和对他可能形成刺激的因素。首先是浴室的镜子。记忆障碍使老人连自己的容貌都不记得，觉得镜子中的自己是一个陌生人，可能对他造成威胁。其次是使浴室变得温暖舒适。浴室温度以26℃~28℃为宜，当老人脱去衣服时不会感觉冷，不会出现全身颤抖的情况。最后是减少水花对老人脸、眼睛、耳朵的刺激，可以在洗完身体以后单独洗脸或擦脸。

（5）对于听力障碍的老人，要减少流水声的刺激，可采用盆浴。注意多数老人的视力已受损，需要选用鲜亮色彩的浴盆，或在水里面放一点颜料，使老人能够辨明水的深浅，增加其安全感。水温以40℃~45℃为宜。浴盆内水位不可超过心脏水平，以免引起胸闷。洗浴时间不超过20分钟。使用淋浴者，应配置淋浴椅，老人取坐位，方便照护者帮助其洗澡。

痴呆老人的病情处于持续变化之中，因为神经系统的损伤多种多样，可以累及全身的感知觉和记忆，痴呆老人转头就忘记了自己刚刚与照护者的谈话内容，出了家门就不知道自己的家在哪里。所以除了强化记忆，在日常生活活动的方方面面，要尝试各种可能的方法，并善于利用老人的残存功能。

（二）梳头与洗头

头面部是皮脂腺分布最多的部位，皮脂、汗液伴灰尘常黏附于头发、头皮上，形成污垢，散发不良气味，还可引起脱发和其他头皮疾病。经常梳理和清洗头发，可清除头皮屑及灰尘，促进头皮血液循环，使头发清洁、有光泽、易梳理，增加舒适感和美感。

1. 梳头

老年人，无论男女，通常短发更容易打理。可给老人一把木梳，每天提醒老人自己梳头或由照护者梳头。对于发型合适者可适当用力，起到按摩的作用。如果老人是长发，通常分左右两半分开梳理，从发根梳到发尾；如果头发有打结，则将头发缠绕或固定在一手，另一手持梳子从发尾梳到发根。

2. 洗头

老人不配合洗头的原因和洗澡相似。老人洗头时要注意以下一些问题：首先环境要安全、温度要适宜。其次洗头时采用舒适的姿势，在洗之前和洗的过程中，可与老人谈他感兴趣的话题，如和老人一起回忆过去；若老人喜欢听红歌，就放红歌给他听，并鼓励他唱，或者和老人一起哼唱。

在家里可采用卧位洗头，照护者可选用简单的家庭用物帮助老人洗头。具体方法有马蹄形卷洗头法和扣杯洗头法。

（1）马蹄形卷洗头法：是把一张大的床单卷成马蹄形卷，将其垫至老人的颈下，然后将一张防渗水的塑料或橡胶单覆盖于其上。利用马蹄形卷的凹槽和塑料布将洗头用过的水引至床边的水桶或水盆内。

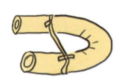 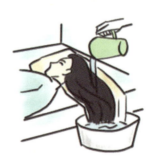

A. 马蹄形卷　　　　　B. 马蹄形卷洗头

人的头枕在马蹄形卷上，照护者拿着舀水器皿将水倒至老人头发上，将洗后的水引流至旁边的水桶内

（2）扣杯洗头法：适用于短发者，操作更为简易。方法是在脸盆内倒扣一个大茶杯，洗头时将老人的头放在茶杯上。当盆内积水时，可利用虹吸效应用一根软管将水引至床边的桶内。

第三章　得了痴呆怎么办

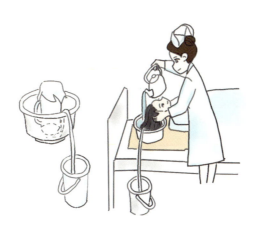

老人取仰卧位，床上放脸盆，盆内倒扣一个大茶杯；照护者拿着舀水器皿将温水倒出为老人洗头

（三）洗脚

双脚是人体重要的运动和负重器官，是物理意义上的身体支撑点，是人体健康的基石，有人将其称为"人体保健特区"。热水泡脚是一种古老的养生之道，有首民谣云："春天泡脚，升阳固脱；夏天泡脚，暑湿可祛；秋天泡脚，肺润肠濡；冬天泡脚，丹田温灼。"热水泡脚，可起到增强血脉运行、调理脏腑、疏通经络、壮腰强筋、增强新陈代谢的作用；不但可以防止感冒、气管炎等病症，还可催眠安神，同时对去除脚臭有良好作用。研究还认为，热水泡脚对脚掌是一种良性刺激，能活跃末梢神经，增强记忆力，使脚、脑感到轻快。

为痴呆老人洗脚，除了要注意室温、不让老人受凉受热、洗脚盆颜色鲜亮外，中医养生专家指出还应注意以下问题：

（1）泡脚以水温40℃为佳。温度过高可能烫伤老人皮肤，温度过低会导致老人身体不适。

（2）泡脚次数可每天1~2次，每次30分钟左右。

（3）泡脚时心情要舒畅，可一边泡脚一边听音乐或看电视或书报。

（4）泡脚后要用毛巾擦干双脚，冬天应在膝盖上加盖大毛巾保暖。泡脚完毕，宜休息10分钟后再活动。

（5）泡脚时，由于足部血管受热扩张，使头部血液供应量减少，老人可能会出现头晕症状。这时应暂停泡脚，让老人平卧片刻后，症状可消失。

（四）压疮的预防与护理

压疮是指躯体局部组织长期受压，血液循环障碍，发生持续性缺血、缺氧、营养不良而导致的组织破损和坏死。痴呆老人可能由于长时间采用一种体位（坐位或卧位），使局部骨隆突部位长期受压而导致压疮，也可能由于老人的手长时间抓握，手掌面的皮肤受手指和指甲长期压迫损伤而形成压疮。一旦发生压疮，不仅给老人带来痛苦，也可能导致全身感染，甚至危及生命。

王阿婆75岁，被诊断为"阿尔茨海默病"4年。最近3个月，王阿婆身体僵硬，不能自主活动，四肢有些蜷缩，手指痉挛向手掌部收缩。家人常给王阿婆取卧位，并给她轻柔地按摩肢体，将她的手指伸展，并让她握上直径约5cm的柔软物件，使她的手维持握持状态又不会因手指屈曲过紧而损伤手掌部皮肤。

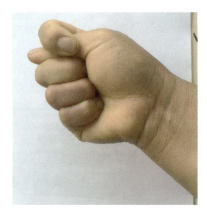

老人手指屈曲痉挛

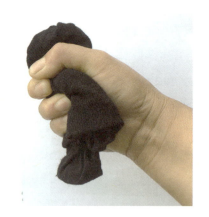

屈曲痉挛的手经过舒展后握一柔软物件，防止手指及指甲压伤手掌部皮肤

第三章 得了痴呆怎么办

1. 压疮好发部位

压疮好发于受压和缺乏脂肪组织保护、无肌肉组织包裹和肌层较薄的骨隆突处。但是即使是肌层和脂肪较厚的部位，长期受压也会发生压疮。对于不能自主活动的老人，压疮好发于如下部位。

（1）侧卧位：耳廓、肩峰、肘部、髋部、膝关节内外侧、踝关节内外侧。

（2）仰卧位：枕骨粗隆、肩胛骨、肘部、骶尾部、足跟，尤其是骶尾部。

（3）俯卧位：面颊、耳廓、肩峰、女性乳房、肋缘突出部、髂前上棘、男性生殖器、膝部、脚趾等。

（4）坐位：坐骨结节、肩胛骨、足跟、膝部背面与椅缘接触处等部位。

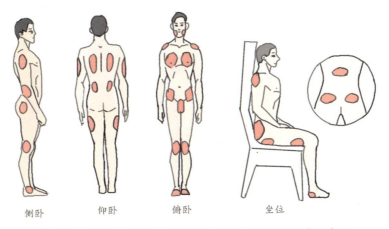

在侧卧、仰卧、俯卧、坐位等体位时可能发生压疮的部位

2. 压疮的预防

（1）避免局部组织长期受压：①定时改变体位。一般每2小时改变一次体位，使身体各部位轮流承受体重。②保护骨隆突处和支持身体空隙处。将老人安置好后，在其身体空隙处垫软枕、海绵垫，给身体空隙处以支持，扩大支撑面，减少骨隆突处所受压力。③使用防压疮充气气垫。该气垫搭配有充气装置，可定期对气垫的不同气囊充气，从而使卧床老人身体的着床部位不断变化。充气气垫是长期卧床老人的首选用物。

（2）避免摩擦力和剪切力：身体的滑动容易产生摩擦力和剪切力，

应尽量防止老人身体滑动。①半坐卧位时，为防止身体下滑，需要在膝下垫厚实的枕头。最好选用医用摇床，可方便地摇高床头支架和膝下支架而使老人获得舒适的半坐卧位。②协助老人翻身和更换床单及衣服时，要避免拖、拉、拽的动作。③在床上使用便盆时，不可硬塞、硬拉，必要时在便盆上垫布垫、软纸或撒上滑石粉，防止擦伤皮肤。④保持床单清洁、平整、无碎屑，以免皮肤与床单皱褶及碎屑产生摩擦而损伤皮肤。

（3）保持清洁，避免潮湿：保持皮肤、床单、衣物干净，避免潮湿物刺激皮肤。

（4）促进受压部位血液循环：在每次更换体位时，注意要轻柔地按摩受压的骨隆突处，促进血液循环。但局部因受压而出现损伤迹象时，不可按摩。

（5）增加营养摄入：适宜的营养物质为组织的新陈代谢提供养分，使机体处于平衡状态，可防病治病。

预防因痴呆而长期采用卧位的老人发生压疮，要采取综合措施，消除诱发因素。护理应做到勤更换体位、勤观察、勤清洗、勤按摩、勤整理、营养好。一旦发生压疮，在局部组织淤血红润时，采用减压的方式可很快恢复。但局部组织发生炎症，有水疱，甚至表皮破损，则要去医院让医护人员处理。

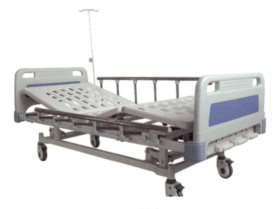

医用摇床

第三章　得了痴呆怎么办

二、饮食护理

当食物从老人的嘴角漏出时，当老人将手指放在水杯内时，当老人将水倒在盘子里的菜上时，当老人将橘子、香蕉连皮吃掉时，照护者常常很不理解。照护者无法想象原来爱干净、十分注重礼仪的一个人怎么变成这样了？但是照护者必须要树立要尽可能地保持老人的独立性的观念，而饮食过程中的整洁、礼仪都是次要的。

方先生今年70岁，3年前被诊断为"阿尔茨海默病"，由方太太一直照顾他。以往生活中方先生和方太太习惯边看电视边吃饭。一般方太太会在条纹桌布上摆上吃饭用的筷子、勺子、汤勺，放上一碗汤和两个菜，并在一个白色碟子里放上削了皮的苹果。多少年来，他们都是这样吃饭的。最后，方太太在一个白色碗里面盛了一碗米饭放在方先生面前，给方先生围上了围裙，并告诉他不要弄脏了。在方太太刚转身的一刹那就听见背后传来"啪"的一声，原来是碗掉在了地上。方先生也吓了一跳，随后露出一脸无辜的表情。方太太咨询了专业照护人员，得知方先生有视觉功能障碍，于是按照建议做了改进：她将家里的碗、碟、筷子都更换为红色或黄色的鲜亮颜色，并注意将碗碟内食物的颜色与碗碟的色彩形成鲜明对比。在吃饭时关闭电视，而且每次只放一样食物，时刻提醒方先生专心吃饭。

研究显示，一半以上的痴呆老人有不同程度的进食困难。长期进食困难的痴呆老人可出现体重减轻、营养不良，甚至脱水、误吸等问题。进食问题是痴呆老人常见的问题之一。出现的原因到底是什么？照护者应该怎么办呢？

（一）痴呆老人在饮食方面可能出现哪些问题

①食物不合胃口而拒绝进食；②因视觉障碍而无法分辨餐桌、餐盘和食物；③因注意力下降而不能应对过多食物和将注意力集中于进食上；④精细运动能力下降而无法手握餐具或将食物送入口内；⑤失认导致不

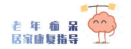

知道如何处理食物；⑥牙齿、口腔黏膜等问题导致无法咀嚼食物；⑦吞咽过程出现困难。

（二）进食困难的干预原则与措施

（1）简化原则。进食环境、食物、餐具应尽量简化。环境安静，进食过程中杜绝聊天、看电视、看书等娱乐活动；一次只进食一种食物，先喝汤，再进食已经拌好蔬菜的饭，再进食切好的水果，最后喝少量水；餐具也尽量简单化，如老人无法正常使用筷子、勺子等，可以用杯子喝汤，用吸管喝水，可用手抓食物（如馒头）。

（2）强化对比原则。痴呆老人如有视觉障碍，应该使食物更醒目，容易辨识。可以用颜色鲜亮的碗盛米饭，用红色的碟子装绿色的菜或水果。

（3）示范原则。家人和照护者应尽量与老人一起进食，并和老人保持一样的进食环节、一样穿围裙等。家人的示范作用会潜移默化地影响老人，老人虽然不知道如何处理眼前的食物和餐具，但可以通过观察共同进食者的示范重新习得一些简单的动作。

（4）对于吞咽有问题的老人，最好进食软食或半流质食物，避免进食馒头、花卷、米饭等较干食物，避免进食较大块肉类食物，避免进食面条、未切碎的青菜等长条状食物。烹饪时菜应切碎、饭应煮软，可进食粥、面片汤、短且煮得时间相对长的粉、鸡蛋羹等。水果可选择将香蕉、火龙果切成小块，或将水果做成水果泥。每每吞咽都发生呛咳时，应及时去康复科就诊。对于牙齿有问题的老人，也应及时找牙科医生治疗。

（5）对于拒绝进食的老人，要了解其中的原因，是否存在药物副作用、牙齿或口腔不舒服、食物不合胃口等问题。尤其是陌生的照护人员一定要向家属了解老人的喜好和习惯。

痴呆老人吞咽功能受损、主观不配合喂食者，为保证营养摄入和药物治疗，留置胃管是一种常用的解决方案，但研究显示留置胃管的老人发生肺炎的可能性增加，住院老人中肺炎的发生率为36.6%。长期留置胃管会削弱老人的吞咽反射功能，且胃管的压迫易造成鼻咽部黏膜、食

第三章　得了痴呆怎么办

管黏膜溃疡；而胃管对咽部的刺激会引起老人恶心、呕吐等反应，可能会发生误吸。同时，长期留置胃管的老人由于缺少咀嚼和食物刺激，唾液分泌量减少，容易引起口腔感染。所以，照护者应尽量利用老人的残存功能，在吞咽康复治疗师的指导下，辅助老人进食。

三、排泄护理

在正确的地方以正确的方式大、小便对于痴呆老人来说会变得困难。这可能发生在痴呆早期，也可能到了痴呆晚期才发生。

（一）老人可能出现的排泄问题

方伯伯75岁，在2年前被诊断为"血管性痴呆"。他4年前就存在右侧肢体轻度偏瘫、言语不清、吞咽轻度困难的情况。现在他更加沉默不语，整日呆坐，表情淡漠，不与人交流。1年前，他开始只在尿急的时候才找厕所，并且往往在自己家里都找不到厕所而导致尿裤子。最近经常拉到裤子里，而且会用手抓大便，将大便抹到衣服、被褥和墙上。照护者十分头疼却无计可施。

痴呆老人可能出现以下排泄问题。

（1）不能辨别卫生间和便池的位置。

（2）不能将膀胱膨胀和排尿，以及直肠膨胀和排便联系起来。

（3）不能正确认知尿液和粪便。

（二）排泄问题应对措施

1. 帮助老人找到家里的卫生间和便池

在卫生间门上贴一张颜色鲜亮的便池图片，便于帮助老人识别；在卧室到卫生间的路上贴上荧光胶带，以便在晚上无灯光或灯光暗淡时指引老人去卫生间，或者在老人床边放一个坐便器和便盆。在卫生间安装声控夜灯。这些均能帮助老人在需要大、小便时可以正确找到卫生间。

2. 将便池涂成鲜亮的颜色

白色的便池和白色的瓷砖影响视觉功能障碍老人正确定位便池的位

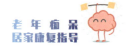

置,可将马桶或便池涂成鲜亮的颜色,如红色或黄色。

3.间隔一定的时间提醒老人大、小便

可每隔2小时提醒老人解小便一次,或在进食一定量水后1小时提醒老人上厕所。注意找寻老人大便的规律,如每天早餐后或每隔两天晚餐后等。如果老人排便没有规律,可帮助老人建立排便规律。在正常饮食情况下,结合老人以往的排便状况,可在早上起床后或早餐后(这个时间段胃结肠反射会诱发结肠蠕动,将食物残渣推到直肠内)排便。在这个时段安排老人大便比较合适。

如果提醒老人解小便总是失败,必要时可给女性老人垫老人用尿片;对于男性老人,可以将保鲜袋扎于其阴茎处(注意松紧度适中,太紧尿不出且影响血液循环使老人不舒服,太松则易脱落)。卧床的老人还应在床上垫尿垫。

如果老人连续3~4天未解大便,应观察老人的反应,可能发生了便秘。照护者可以用开塞露帮助老人排出聚集在直肠处的粪便,同时注意让老人多食用含粗纤维的食物,如香菇、紫菜、粗粮(燕麦、黑米、小米、玉米等)、绿叶蔬菜等,并进食一些含植物油丰富的食物,如核桃、花生、瓜子等。

4.穿合适的衣裤

可选用套头衫和有松紧带的裤子,以便老人在上厕所时可以及时便捷地脱下裤子。

四、穿衣问题

人们常常将痴呆老人穿衣不搭配、邋遢不整洁归为老人缺乏兴趣,而实际上这是由于老人缺乏相应的辨别能力,也缺乏扣纽扣、拉拉链、佩戴首饰等精细动作的能力。老人认为自己穿好衣服了,但照护者可能会吓一跳。

第三章　得了痴呆怎么办

刘阿姨58岁,被诊断为"阿尔茨海默病"5个月。一天,她女儿要带她去做头发,催了刘阿姨好多次,她才出来。一看到刘阿姨,女儿就大叫起来:"你到底在干什么?看看你穿成什么样子了!赶紧回去换上合适的衣服,抓紧时间。"刘阿姨回到房间,蹲在床边发呆,女儿的声音再次响起。"好了吗?我们必须马上走!"刘阿姨希望可以走了。但是当她再次出来时,女儿一看见她,又叫了起来:"妈妈,你怎么连衣服都不会穿啊!看你穿成什么样子了!"刘阿姨被训斥后,委屈地哭了,她不明白自己到底做错什么了,被女儿这样对待。刘阿姨的女儿也觉得很委屈,她妈妈怎么能穿着睡衣出去呢?本来说好的理发就这样取消了。母女俩都很不愉快。

我们到底该如何做,才能保护老人脆弱的心灵、维持其尊严,并且使其外出时衣着得体呢?

(1)接受老人目前的状态,走入老人的世界。如果老人坚持自己的衣着方式,那么尊重老人,并且微笑着和他一起完成接下来的活动。

(2)维持老人尊严,以缓和的方式提出建议,而不是指责、抱怨老人。如上例中,刘阿姨的女儿可以说:"妈妈,今天天气有点冷,而且天气预报有雨,我们不如换其他衣服吧。"或者:"妈妈,我给您新买的衣服呢,我帮您找一下,穿这件吧,您穿上很好看。"

(3)清除衣柜内以老人自己的能力已经无法穿好的衣服,如拉链服饰、过于复杂的两件套、上下连体服等;将可以搭配在一起穿的衣服放在一起。

(4)选择容易穿和脱、穿着舒适的衣服和鞋袜。老人明显偏爱的衣服可以多买几套。

五、睡眠问题

许多痴呆老人每天晚上大约能睡6个小时,如果老人有白天小睡的习惯,晚上的睡眠时间则更短。多数老人还能保持着与得病之前同样的

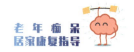

睡眠习惯，也有老人重新建立了合理的睡眠模式。但是有些老人的生物钟完全紊乱，黑夜和白天分不清，没有固定的睡眠时间。

刘阿婆86岁，被诊断为"阿尔茨海默病"5年。她白天会多次小睡，晚上总是保持着旺盛的精力。晚上，她会不停地在室内走来走去，而且会大声自言自语。她的照护者也彻夜不敢睡觉，一方面担心她会走失，另一方面害怕她会找出菜刀、剪刀、缝衣针等利器伤害自己。

王叔叔63岁，被诊断为"阿尔茨海默病"半年。他每天凌晨2点就醒来，洗漱完毕，西装革履，提好公文包想要去上班。他妻子不敢睡觉，只能睁着眼坐在楼梯上看着他在室内徘徊。

正确的照护方法可以帮助照护者走出困境。

（1）老人睡不好的原因是否是因为身体疾病而导致痛苦，或在睡前受了什么刺激，如是否在睡前看了恐怖片、谍战片或看的新闻中有战斗等刺激的画面，是否是老人受到饥饿、关节炎、便秘或身体其他不舒适的困扰呢？

刘叔叔从某天开始每天晚上只是小睡几次就醒来坐着，表现出烦躁的神情直到天亮。女儿带他去医院就诊发现，原来是他口中的两颗牙齿发炎了。牙齿治好后，老人恢复了正常睡眠。

（2）帮助老人调整睡眠，尽量减少老人白天小睡的时间和次数。照护者需要记录老人白天小睡的次数。一旦找到白天小睡的规律，要在小睡之前就安排老人做他感兴趣的事情，如散步、做手工等，这样逐渐调整，老人晚上睡眠的时间会逐渐延长。

（3）睡前听舒缓的音乐、喝温牛奶、进行背部按摩放松身体、泡脚，这些方法对促进痴呆老人睡眠都有作用。必要时，也可采用安眠药来促进睡眠。

（张莉芳　张　瑜）

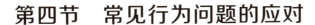

第四节　常见行为问题的应对

王奶奶75岁，被诊断"阿尔茨海默病"5年。近期她经常怀疑自己80岁的丈夫和家中的保姆有私情，常常骂保姆勾引自己的丈夫，怀疑保姆下毒害自己，因此拒绝吃保姆做的饭菜，不喝保姆倒的水。

李爷爷80岁，被诊断为"阿尔茨海默病"3年。他常常因为自己忘记钱放在哪里了，就称自己的钱被人偷了，还说自己看见有小偷进入自己的家中偷东西，经常报警。

以上痴呆老人伴发的精神障碍医学上称之为"痴呆伴发的行为与精神症状"，在痴呆的发生和发展中其发生的可能性高达70%~90%。这些症状会加剧痴呆老人的病情，降低他们的生活质量，给家人带来的麻烦比单纯的记忆力下降所带来的麻烦更加严重，这也是痴呆老人就诊于精神科和被送住院的常见原因。

您家的老人是否出现"原本性格比较好的老人，突然对您又打又骂""反复提问同一个问题，即使您回答了还是要提问""白天睡不醒，晚上起来到处走""看见好多只小白兔在家里跳来跳去"？

痴呆老人病情进入中、晚期，会出现很多家属和照护者难以预料的精神行为问题。所谓的"行为"，就是指"一个人对待人或事物的反应方式"。随着认知能力的逐渐衰退，痴呆老人的行为逐渐出现问题，这些都是由疾病引起的，您需要了解并知道应该如何采取应对措施。否则必定导致家属及照护者疲惫不堪，焦虑烦躁。问题行为常常是以多种形式同时出现，偶有单一出现，症状不影响他人的生活，可请专科医生进行治疗，此处暂不赘述。而一些让您或照护者非常头痛的常见症状，希望以下一些小方法能帮到您。

痴呆伴发的行为与精神症状主要是指痴呆老人会出现包括语言或身体攻击、到处走动、重复语言、尖叫、睡眠紊乱及幻觉等。这些问题的

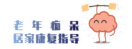

发生可能有以下原因。

1. 认知水平急剧下降

痴呆老人的病程一般是缓慢进展的，但是当他们一旦发生一些突发事件，例如脑卒中、感染、骨折或外伤等应激状况时，他们的认知水平会急剧下降，精神行为异常出现的可能性增加或程度加重。有的痴呆老人即使躯体疾病得到控制，但也很难恢复到既往的认知水平，痴呆症状加重。

刘伯伯65岁，被诊断为阿尔茨海默病。一天他不慎跌倒，送医院发现他左侧股骨颈骨折，行手术治疗后家人发现老人的记忆力明显下降，以前会做的一些简单家务现在都不会做了，想不起既往熟悉的家人的名字；还出现一些幻觉，经常凭空说可以看见一些人影在家里走来走去；而且脾气变得暴躁，动不动就发脾气，夜间不睡，经常去敲家人的房门，影响家人休息。经过一段时间的规律服药及康复治疗，他的症状才慢慢消失，认知功能恢复了一部分。

2. 照护者和痴呆老人之间交流不畅

许多照护者只知道痴呆老人的记性不好、反应慢等，但是不理解他们的判断力、理解力和学习能力都受到了损害；因此当照护者发现他们不配合、不听话时，就会变得很烦躁、不耐烦，又或者在痴呆老人表现出幼稚行为时会流露出嘲笑、看不起的表情，使老人感觉到挫败、自尊心受到伤害，这也是痴呆老人发生精神行为异常的一种常见原因。

张奶奶是一位68岁的痴呆患者，她晚上总觉得身上不舒服。每次觉得不舒服时，她就会脱掉衣服。照护者怕她着凉就把她的手绑起来，但张奶奶因此更加烦躁，会大喊大叫，更加影响家人休息。

3. 痴呆老人不能适应周围环境的变化

痴呆老人在搬家之后，或者处于拥挤的病房、燥热、噪音等环境时，在面对诸如此类陌生的或有压力性的环境时，他们容易出现精神行为异常。

第三章 得了痴呆怎么办

梁伯伯是一位76岁的痴呆老人，家里刚刚搬了新房子，他对新房子非常陌生，脾气变得暴躁，常常无故骂家人，夜间不睡觉，四处乱走，坐立不安等。后来家人把他带回老家，他才慢慢恢复正常。

4. 药物副反应

有一些药物可使老人产生疲劳感，情绪低落，如某些感冒药、止咳药等。抗精神病药对痴呆老人的精神行为异常是很有效的治疗手段之一，但是过量的镇静、抗精神病药会使他们的意识更加混乱，判断力明显下降，从而更容易出现相关症状。因此，在给痴呆老人用药时，应特别注意是否会有不良反应。

一、下面这些问题，您遇到过吗

痴呆患者到底会出现怎样的精神行为异常呢？作为家属怎样才能很好地识别这些精神行为异常呢？专家告诉我们，处于不同阶段的痴呆患者，会出现不同的精神行为异常症状。

1. 痴呆早期

痴呆老人除了近期记忆差外，与正常的老人家健忘很相似，一般家人很难觉察。但是细心的家人能发现痴呆老人有以下情感方面的异常表现：脸上的表情变化减少了，以前喜欢做的事情现在不喜欢做了，对新鲜的事物没有兴趣，与家人的交流慢慢减少，显得比较自私等。临床工作中见到的早期痴呆老人不多，因为家人一般不会因为老人记忆下降而带老人到医院就诊，多数家人认为记忆下降和反应迟钝是正常的老龄化现象，忽视早期的情感变化表现。

黄阿姨62岁，可以帮家人做饭，照顾孙子。但是家人发现她最近记性有所下降，常常忘记东西放在哪里，但过一会又能找到；笑容减少了，以前喜欢去参加老人活动的她慢慢变得不喜欢去了，总喜欢一个人在家里；有时家人想带她去旅游，她也不想去；以前很大方的她渐渐变得很小气，不愿意花钱买东西。以上症状逐渐加重，家人带她到医院检查，

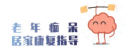

医生诊断为"阿尔茨海默病"。

2. 痴呆中期

他们容易出现易激惹、看见不存在的事物或听到不存在的声音等症状。痴呆老人一般是在家人难以照顾之后才被送到精神科门诊就诊，或痴呆老人因躯体疾病在综合医院住院治疗期间，出现攻击行为、烦躁等异常行为问题时请精神科医生会诊。

吴大爷是一位70岁的痴呆患者，患痴呆已经8年了，近期脾气明显变差，动不动就发脾气骂人，有时甚至打妻子；常常称妻子下毒害他，称妻子在外面有外遇等。家人觉得在家里无法照顾他而将他送进医院住院治疗。

3. 痴呆终末期

随着病情的发展，大量脑细胞死亡，痴呆老人的精神行为异常也会渐渐减少至消失。在终末期他们一般不能走路，整日蜷缩在床上，出现大、小便失禁等。对照护者而言，到此阶段，这种困扰就减轻或者不复存在了。

> **小提示**
> 不同类型的痴呆，精神行为症状表现不一样，当您发现您的家人有上述问题时首先要及时就医，明确诊断是解决问题的第一步。

二、痴呆老人会出现什么样的精神行为异常

痴呆患者常见以下几个方面的精神行为表现。

1. 幻觉

黄大爷69岁，患有痴呆已经6年了，他除了记性明显下降外，还慢慢出现了一些幻觉。他常常说半夜可以看见已经死去的老伴在屋里，

第三章 得了痴呆怎么办

并听见她说让他开门和她一起到外面散步,因此黄大爷常常半夜开门出去在外面乱走。家人多次告诉他黄奶奶已经去世多年了,但老人仍坚信老伴和他一起出去散步并聊天。家人没有办法,就把大门反锁了,老人因无法开门,半夜使劲敲儿子的房门让他开门,导致全家人都无法休息,后来家人就把黄大爷送到医院治疗。

幻觉是一种虚幻的知觉,是在客观现实中并不存在某种事物的情况下,患者却感知到它的存在。幻觉有很多类型,例如:视幻觉(幻视)是当周围并没有人或什么事物时,患者可以凭空看见人或事物;如痴呆老人常常可以看见已经死去的亲人站在自己面前,又或者常常看见有人偷东西。听幻觉(幻听)是周围明明没有声音,他们却可以听见相应的声音;如痴呆老人常常可以凭空听见有人在说他的坏话,有时又听见有人叫他不要吃药、吃饭等。还有一些痴呆老人会出现一些幻嗅、幻味等;如凭空可以闻到一些古怪的气味,或者吃饭时总觉得有古怪的味道。出现幻觉的痴呆老人,常常在情绪上或者行为上受到幻觉的支配,也会因此而出现一些异常的行为,如容易情绪激动、到处找人或找东西、拒绝服药和吃饭等。幻觉与痴呆的严重程度密切相关,痴呆病情越严重的,出现幻觉的概率就会越高;而且出现精神行为异常的痴呆老人更加难以照顾,大大增加了照护者的负担。

在痴呆患者中,还会出现两种情况,即虚构和错构。所谓虚构就是明明没有发生的事情,痴呆老人就坚信曾经发生过,或者无中生有出一些人物关系或事情。错构就是痴呆老人张冠李戴,把在A时间发生的B事情与C时间发生的D事情搞混了,变成A时间发生D事情,而C时间发生B事情。例如:一位痴呆老人李奶奶,她总是说每天都有不同的亲戚来看她了。其实这是一种虚构,但是家人会当成是患者出现了视幻觉,然后要求医生给予抗精神病药物治疗,但是服药后患者症状并没有改善,反而出现了一些药物不良反应。因此,出现以上行为,家属应带老人前往记忆门诊,找经验丰富的医生诊治。

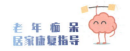

2. 容易激动和有攻击性

痴呆老人容易出现对某种刺激反应过度的状态，包括过分的急躁、烦恼或愤怒等，医学上称为易激惹。老人常常有坐立不安、走来走去、烦躁、抱怨、重复说话、骂人以及攻击行为等表现。而攻击行为就是指痴呆老人在极度烦躁、愤怒的状态下出现的伤害他人或自己、毁坏物品等行为。攻击行为对痴呆老人或照护者来说是最容易发生意外或危险的，因此更需要积极干预。

在所有的痴呆老人中有大约一半的患者会出现易激惹的表现，有1/4到1/3的患者会出现攻击行为。攻击行为包括：打人、踢人、推人、抓扯物品（衣服、头发等）、骂人等。而攻击行为可能危害痴呆老人自己或者是照护者，也是治疗关注的"重点"。攻击行为常常出现在痴呆的中、晚期，痴呆越严重的老人越容易出现攻击行为。在照护者给他们喂饭、洗澡、穿衣时，或老人误认为别人闯入他的私人空间时最容易发生攻击行为。

郑爷爷是一位74岁的痴呆老人，生活不能自理，有时家人强行带他上厕所，强迫他穿衣服，他会觉得很烦躁、愤怒，从而对家人拳打脚踢，使家人备感困惑和沮丧。有时他白天卧床或坐着打盹，晚上不睡觉而到处活动。家人会在白天强行叫醒他，不让他睡觉，但他不能理解，经常和家人发生冲突。

3. 妄想

妄想是一种错误的、歪曲的信念或判断，既没有事实根据，也与个体所处的背景和文化中公认的信念不一致；用事实、道理都无法纠正。痴呆老人的妄想内容通常比较简单、没有系统性，如认为死去的亲人还活着，怀疑照护者偷了他的钱，认为有人跟踪他等。妄想及其伴发的行为使照护者的负担加重。妄想可以出现在痴呆的任何一个阶段，常常影响痴呆老人的行为，如出现攻击行为等；大部分老人可能在痴呆早期因为妄想的问题而被家人送入医院接受治疗。

约30%的痴呆老人会出现妄想，常见的几种妄想描述如下。

（1）被偷窃妄想：痴呆老人认为自己的钱财被别人偷走了。

郭奶奶是一位70岁的痴呆老人，她认为保姆偷了她的钱，甚至认为儿媳妇偷了她的存折和戒指。有时又称邻居偷了她的衣服，经常找邻居吵架。等家人把她的衣服找到后她就会消除疑虑，但是过一段时间因为忘记衣服放在哪儿了就又称衣服被偷了。

（2）被害妄想：痴呆老人无端认为有人要谋害自己。

张大爷是一位68岁的痴呆老人，他无端怀疑保姆在饭里下毒害他，拒绝吃保姆做的饭菜。如果家人不理解老人的想法，仍然强迫老人吃保姆做的饭菜，那么他就会出现烦躁不安，怀疑家人串通保姆害他，因此发生打骂保姆甚至家人的行为。

（3）嫉妒妄想：痴呆老人无端怀疑老伴对自己不忠，与别人发生不正当的男女关系。

吴奶奶是一位75岁的痴呆老人，她总是怀疑丈夫与保姆有染，在妄想的影响下吵闹不休，甚至打骂保姆，导致经常更换保姆，但是每次更换后又认为新保姆与丈夫有问题，最严重时1个月更换了8个保姆。

4. 错认

错认也是痴呆老人非常常见的精神症状，常伴有相应内容的妄想。在痴呆老人中常见的错认有4种：①不认识以前认识的人，甚至是比较熟悉的朋友、同学或者同事，把他们当成陌生人。②不认识自己的亲人，通常出现不认识后加入的家庭成员，如孙女、孙子、儿媳等；会把子女认成是自己的兄弟姐妹，或者当成别人家的人，否认是自己的亲人。③不认识镜子中自己的影像，把影像当成陌生人，甚至与之"对话"，请对方留下来陪陪自己。④对电视上常常出现的公众人物，如国家领导人、主持人等均不认识，甚至当成是坏人；或者认为这些人就在自己家中，成了自己身边真实的人。

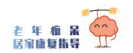

这种错认可以在记忆障碍的基础上产生,也可以由痴呆老人对人面孔失认所致。这种错认与虚构不同,因为虚构是无中生有,而错认的内容相对有系统性和重复性的特点;也不同于妄想,错认症状出现时常常是房间内确有其人,不是妄想出来的。这种错认也会随着痴呆病情进展而逐渐加重。

周阿姨是一位85岁的痴呆老人,她在痴呆早期时,就出现不认识远方的亲人或者自己的老朋友、同事等;随后慢慢不记得自己的孙子、孙女、儿媳和女婿等;后期连自己的女儿和儿子也不认识了;到了终末期,她连自己是谁、叫什么名字都不记得了。

5. 抑郁情绪

很多痴呆老人都会伴有抑郁,表现为情绪低落、兴趣减少、自觉无用、饮食和睡眠明显改变。

王叔叔是一位55岁的中学老师,近2年来他经常发现自己记不起学生的名字,不记得教学内容,为此他十分苦恼,情绪低落。辞去工作后,他在家终日无所事事,经常坐在电视机前发呆,有时无故哭泣,自觉生活没有意思,夜间失眠。子女带他到医院就诊,经检查发现,他不仅有焦虑抑郁的情绪,还有记忆障碍(包括远、近期记忆),已达到了轻度痴呆的程度,行头部MRI检查发现有脑萎缩,确定诊断为阿尔茨海默病伴焦虑、抑郁。

在老年人中,痴呆与抑郁存在着一定的联系。痴呆老人会出现抑郁症状,而另一方面,约有80%的老年抑郁症患者也会有记忆下降,我们称这种现象为假性痴呆;其中大部分患者的症状经抗抑郁治疗可改善,但是也有一部分假性痴呆患者(40%)在随后发展成为不可逆的真性痴呆。

6. 情感淡漠和疲乏

有一半左右的患有阿尔茨海默病的老人有情感淡漠的表现,具体表

第三章　得了痴呆怎么办

现为表情平淡、话少、情绪反应减弱、动机缺乏，对日常活动、人际交流缺乏兴趣，社交活动减少。

胡伯伯70岁，被诊断为"阿尔茨海默病"。他得病后渐渐变得反应迟钝，情感淡漠，对什么事情都没有兴趣，对家人的照顾常不主动回应，令家人感到伤心。

精神和身体的疲乏会使痴呆老人出现发作性的情绪或行为异常表现，这些情绪或行为的异常多出现在参加紧张的活动之后或环境中有诸多刺激时。

李奶奶在医院里进行各项检查时，因为检查所需的时间较长，所以觉得很累，如果此时不让她休息，她会因疲乏而出现拒绝继续检查，并表现出烦躁甚至愤怒。

有的痴呆老人容易在精神和身体疲乏的下午或夜间出现精神错乱、激惹、幻觉和妄想等表现，临床上称为日落综合征。所以照护者在安排他们的活动时必须根据其痴呆程度和身体状况选择适当的时间，避免时间过长或过于劳累。同时告诉他们在参加活动时一旦感到疲乏可以主动要求停止，家人如发现他们疲倦或烦躁时，也应让其停下来休息，预防情绪和行为异常。

7. 睡眠节律紊乱

由于痴呆老人的激素水平异常，因此会出现睡眠节律紊乱。睡眠节律紊乱可以是疾病本身的表现，随着痴呆的进展睡眠节律紊乱会更加明显。总的说来，晚期痴呆老人的睡眠变差，容易惊醒，睡眠的节律性更差。

李叔叔是64岁的痴呆老人，他渐渐出现夜间睡眠节律紊乱，白天睡觉，下午起来活动一下，傍晚进食后又入睡，大约半夜12点起床，四处乱走，在屋里走来走去，严重时甚至走到马路上，不知去向。曾经数次在半夜外出迷路，幸好被家人找回。

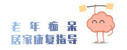

除了疾病本身外,医源性或环境因素也会影响老人睡眠,特别是在不恰当或过度使用安定类镇静药治疗睡眠紊乱时。

三、遇到下面这些问题时,您做对了吗

1. 夜间不睡觉

"姐,你有没有发现最近咱爸经常睡觉啊?而且经常一睡就睡到下午。"一日,袁小姐疑惑地问姐姐。

"被你这么一说,我还真想起来了一件事儿。有好几次晚上我加班到快凌晨一点了,但我回来时,爸居然还躺在床上睁着眼睛不知道在想什么事呢!爸不会生病了吧?"

当老人出现夜间不睡觉,躺在床上一直睁着眼睛望着天花板,或到处乱走,天亮才睡觉,日夜颠倒时,应及时就诊。睡眠节律紊乱,早期因不影响他人,往往被自己、家人及医生忽略或漏诊、误诊,甚至乱用助眠药物。所以对于老年人夜间失眠一定要认真对待,注意区分辨别,明确是否伴随认知下降,从而早干预、早治疗。

◆老人如果有时间定向障碍,会不知道现在是几点,不知道几点要去做什么。因此,应请专科医生诊断与治疗,除给予必要的药物治疗外,还应反复强化建立老人的时间观念,制订合理的作息时间表。

◆买一个大的盘面整洁的壁挂闹钟,显示的时间必须为阿拉伯数字,便于老人理解和看懂时间,或者用大字的电子闹钟。

◆照护者要经常带老人看时间,告诉老人现在是几点,并且严格按照作息时间表来做,如15:00时,带老人一起享用下午茶。

◆要像一遍一遍地教一名四五岁小朋友学习看闹钟、看时间一样,让老人重新建立时间概念。

第三章　得了痴呆怎么办

2. 夜间乱喊叫

李先生的父亲患有阿尔茨海默病,近半个月来因为李先生更换工作,父亲随其搬家至其他城市。搬到新家后,李老先生晚上总是大喊大叫,不仅严重影响了一家人的睡眠,而且打扰了邻居休息,导致邻居到家中投诉。

痴呆老人夜间可能出现喊叫等情况,应注意倾听老人喊叫中是否有词语,并查找老人喊叫的原因,明确是否是由于疾病、疼痛、大小便、腿抽筋、房间气温过高或过低、外界噪声、饥饿、恐惧、不安、变换环境等原因引起。回想老人白天是否接触了刺激性的烟、酒、茶、咖啡等,或者做了某些会令人兴奋的事情,比如见了某个人。注意防止老人坠床、走失、意外等事故发生。本例中,李先生的父亲是因为更换了居住地点而出现了夜间喊叫的情况。

◆陪老人聊天,让老人放心、安心、有安全感。

◆让老人听喜欢的慢节奏的歌曲,看喜欢的电视节目,听喜欢的老相声。

◆将灯光变暗及床铺铺舒适,让老人逐渐安静下来,慢慢入睡。

◆及时带老人去医院就诊,明确是否是因为疾病导致疼痛而引起的。

◆与老人沟通时,尽量声音柔和、语速减慢、吐字清晰、说家乡话、内容单一、反复诉说,犹如念经一样,有催眠效果。

◆照护者切不可对老人咆哮,对老人咆哮易激怒他们,导致老人的情绪更加低落。三五岁的宝宝睡前如何带,就用同样的方法带老人入睡吧。

小提示

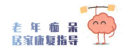

3. 夜间敲你门

袁女士的父亲患有阿尔茨海默病，夜间入睡困难。近1周来父亲每天晚上两点多都会敲她的屋门，让袁女士陪他聊天，袁女士的睡眠受到了极大影响。袁女士反复与父亲沟通，希望父亲夜间不要打扰她休息，请父亲白天再和她聊天，但是父亲总是像第一次听到她说一样，答应之后，还是会再来敲门。袁女士认为可能是父亲记性不好，忘记了她的嘱咐。因此，袁女士在门上贴了提示语："睡觉时间，我已休息，请您回去睡觉"。从贴上提示语之后，近2天父亲都没有在夜间来敲门。

痴呆老人记忆力下降，对于家人的嘱咐记不住。因此，简单、明确、正确的指令或者提示在一定时间内对于痴呆老人会有一定效果。此例中，袁女士的父亲在提示语的提示下，近2天未再敲门，但这可能只是暂时的。老人夜间入睡困难，会导致白天的精神状态不佳，因此必须尽快调整老人的作息时间。老人建立生物钟需要3个月以上的时间，必要时可在医生的指导下，通过药物来调整睡眠。

- ◆每天早上在固定时间叫老人起床。
- ◆拉开窗帘，让阳光照射进房间。
- ◆每天早上对老人说早上好！帮助老人确定时间。
- ◆白天让老人多做活动，可以参与一些社区活动，让老人白天忙碌起来。
- ◆白天一定要减少睡眠时间。
- ◆尽量不要给老人喝茶、咖啡，晚上8点之后不让老人做容易引起失眠的过度刺激、兴奋的事情，如剧烈运动。
- ◆血糖不稳定的老人睡前可以吃少量点心。
- ◆睡前2小时不喝水，入睡前上一次厕所，以免夜尿影响睡眠质量。

第三章 得了痴呆怎么办

◆让老人换好睡衣,反复强调:"十点了,该睡觉了",说晚安等与睡觉相关的话。

◆耐心地做好夜间陪伴聊天的准备,学会巧妙地转移话题,借口明天自己要上班、迟到要扣钱、会被领导批评等理由,需要早点睡觉,并劝老人入睡。

◆在神经科或精神科医生指导下给老人服用药物,观察药物服用后的反应。

小提示 TIPS

4. 自言自语

张先生的父亲因病离世后,他的母亲一直和他们住在一起,帮忙照顾孩子。最近,张先生的女儿告诉他,奶奶最近总是跟她重复一件事情,自己学习很忙的时候,奶奶也站在一旁,不停地唠叨,即使自己明确表示这件事自己已经知道了,奶奶还是不停地重复。张先生注意观察母亲的情况,也发现母亲即使自己一个人的时候,也会自言自语,好像有很多话要说,但是内容基本是重复的。张先生觉得母亲的情况不对劲,因此带母亲到神经科就诊,医生对张先生的母亲进行了详细的检查并给予量表评估后告知张先生,他的母亲得了阿尔茨海默病。医生给张先生的母亲开了药,并告知张先生,其母亲出现重复语言和自言自语是因为这个病引起的。

当家中老人出现重复说一句话,反复问一句话,即使给予回答,仍然会重复问,甚至自言自语时,家人应谨慎,应及时带老人到医院就诊。重复语言及自言自语会让家人和照护者心烦意乱,失去耐心,容易出现谩骂甚至逃避等行为。要知道老人是因为脑部病变引起这些症状的,谩骂或逃避都会损害老人的自尊心。家人可以反复温和地叫老人,转移老人的注意力,带老人做他喜欢做的事情,和老人聊他喜欢的故事。

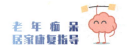

5. 翻箱倒柜

痴呆老人容易出现翻箱倒柜的情况，将房间内大大小小柜子里的东西全部扔到地上，家人问老人在找什么时，老人却回答不出来，或者说在找一个可能不存在的东西。有些老人的回答会让你误认为他在找诸如照片、钱包、首饰等物品。当出现这样的情况时，除了带老人就诊给予必要的药物治疗外，家人在照顾老人时还应注意以下问题：须将危险物品放好，不要让老人接触而发生危险；妥善安放贵重物品；房间内物品应简单，不摆放易碎物品；尽量热情地帮助老人一起寻找，再找机会转移老人的注意力；放几件有纪念意义的物品在家中，假装让老人在不经意间发现这些物品从而有利于转移其注意力。

6. 走失

李女士的公公今年不到60岁，但已经发生了3次脑卒中，最近一次是2个月前。当时在医院接受康复治疗后，老人可以独立步行了，所以强烈要求出院回家。康复科医生及治疗师在老人住院期间及出院前均对他进行了认知功能评估，并告知李女士及其家人，老人的认知功能严重损害，即使肢体功能恢复较好，但生活能力已经受到影响，不能独自生活，尤其是定向力损害严重，应避免走失。老人出院后，家人听从医生的建议，将老人接到自己家中。家人发现老人经常在客厅走来走去，不知道要干什么。当问老人想做什么时，老人说找不到洗手间或者找不到厨房。还有一次老人早晨自己离开家，午饭时也没有回来，家人到处寻找，发现老人在家附近的菜市场内"闲逛"。李女士在医生的建议下，将家中所有的门上都贴上标签，明确写出"洗手间、厨房、XXX的卧室"，并给老人配了一个带GPS定位功能的手表，在老人每件衣服的口袋内侧缝上写有家人电话号码及家庭地址的布条，以免老人走失。

老人出现认知障碍后，可能会丧失方向感，或者不记得自己要做什么。"我起床要干什么，要上厕所？要喝水？要回床睡觉？"就会出现在房间内四处游荡的情况。很多老人虽然有认知功能减退的情况，但走

第三章　得了痴呆怎么办

路不成问题，因此很容易在家人注意不到的时候离开家，甚至走失。在室内贴上明确的"标签"给予地点、时间提示，并给老人佩戴带有定位功能的手表、手环或者在衣服上缝上有家庭地址及电话号码的布条，可以避免老人走失。

7. 幻觉

幻觉是指在有或没有客观外界因素刺激的作用下，老人自我感觉到一种真实的感知觉，通常都很奇怪并且让人难以置信。不管那些想法多么奇怪，老人却是深信不疑。你若是说他不对，他马上会表现出过激的情绪。跟老人争辩和解释没有意义，并不能让老人认识到他们的那些想法是不真实的。当老人出现上述表现时，切勿呵斥或嘲笑老人，应给予老人适当的帮助，增加他们的安全感，并及时就医，对症服药。

马女士的父亲近3个月来反复说家里有老鼠，马女士先是考虑家中真的有老鼠，就买了驱鼠药。但最近几天，父亲又说房间里有小兔子跳来跳去，马女士才回忆起近3个月来，父亲的注意力时好时坏，有时候和他说一个简短的事，他都溜号，中间去做别的事情，和父亲聊天变得很困难。马女士感觉父亲可能是生病了，就带他到神经科就诊。经过评估和检查，医生考虑老人患有"路易体痴呆"，给予相应的药物治疗。医生还向马女士强调要加强对老人的护理，让他保持规律的作息。

8. 饮食不能控制

真先生是一名律师，今年65岁，他在40岁时就被发现患有"高血压、糖尿病"，血压最高达200mmHg，但他不按时服用降压药物，血糖控制得也不好，因工作关系还时常饮酒。他的老伴50多岁时因病离世。近2年来他经常感觉走路费力，女儿考虑他退休后被公司返聘，工作时生活不规律，影响健康，让他不要再工作了，在家中休养。女儿请了保姆给他做饭，并嘱咐保姆，因父亲有高血压、糖尿病，必须少食多餐。保姆照顾真先生没几天，就告知真先生的女儿，她无法控制真先生的饮食，真先生就像永远都吃不饱一样，即使半夜也要起床吃东西甚至饮酒，因此空腹及餐后血糖都不达标。女儿不相信保姆的话，认为真先生虽然比较倔强，但他患糖尿病多年应该知道自己需要控制饮食。女儿决定与真先生同住几日，观察他的情况，但她发现父亲的确如保姆描述的一样，不能控制自己的饮食。即使她跟父亲强调须少食多餐，夜间不能起来进食，父亲当时答应但并不遵守约定，而且父亲的饭量比原来大了很多，有一次甚至出现夜间进食完呕吐的情况。女儿考虑父亲可能是自己不知道饥饱，于是带父亲到医院就诊。经过询问病史、评估和检查，医生告知她，因她父亲长期患有高血压、糖尿病，血管病变严重，脑部有多发的小出血点，诊断为血管性痴呆。真先生不仅需要接受药物治疗，控制血压、血糖，预防脑卒中等急性脑血管病，服用改善认知功能的药物，还需要严格控制饮食，家人必须对其进行监控。

因痴呆老人认知功能减退，他们可能出现不知道"饥饱"、忘记吃饭、反复吃饭或者吃不该吃的东西等情况。部分老人还合并有糖尿病等需要控制饮食的疾病，因此不能控制饮食会给照顾他的家人带来很多困扰。当老人出现这种情况时，家人须将家中细小的物品妥善放置，不要让老人随便拿取，以免误吸及误服而发生意外；少吃多餐，给老人吃容易消化的食物；每餐定量，将家中的零食藏起来，仅放少量在老人能够找到的地方，避免过量饮食引起呕吐、误吸等情况。

9. 玩大便

重度痴呆老人可能会出现在大便后，自己用手直接去摸大便，将大便抓得到处都是，甚至玩大便的情况，给照护者带来极大困扰。除给予老人改善认知的药物治疗外，照护者还可以给老人用"智能尿布扣"。将"智能尿布扣"与手机连接，照护者可以及时知道老人的大、小便情况。同时需要帮老人建立良好的排便规律，比如在每天洗澡前的固定

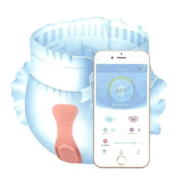

智能尿布扣

时间，让老人排大便。

10. 攻击

部分痴呆老人脾气暴躁，一言不合就动手打人或摔东西，出现自虐、他虐、自杀、伤害他人等行为。这类老人的暴力行为常出现在黄昏时间，表现为大声咒骂、烦躁、暴力和情绪失控，照护者很难应对。有些平时很斯文有礼貌的人，这时候竟然也会大打出手。

发生攻击时，照护者要保持冷静，保护好自己。平时多了解容易引发老人情绪失控的关键点、事情、物品，甚至是因为见到某人，留心他受了什么刺激，才能找到解决的方法；尽量温和地与老人交流；避免用手触摸老人，以免他误以为自己受到攻击，和老人保持一定的距离，他会感觉到安全；邀请他来牵你的手或跟你同行；分散他的注意力，让他做一些简单的活动，如给他一杯他喜欢的茶或饮料；跟他说一些他喜欢谈论的话题；给有暴力倾向的老人沐浴和更衣时要加倍小心，不要被他抓伤，注意应站在他的旁边；要注意老人的情绪变化；让老人在他熟悉的环境中有规律地生活；寻找有效的沟通方式，注意沟通技巧；尽量从老人的角度去思考，有利于沟通时理解老人的意思。

11. 猜疑

部分痴呆老人会出现怀疑有人偷了自己的钱、偷了自己的衣服、给自己投毒、伴侣不忠等情况，猜疑内容大多与老人的人生经历有关。

杨先生的老伴今年66岁，在5年前老伴被诊断为阿尔茨海默病后，杨先生就未再工作，一直在家耐心地照顾老伴，老伴对他非常依赖。一次杨先生带老伴到医院复诊，医生有问题需要单独问杨先生，杨先生就让儿子陪老伴在外面等，半个小时期间，老伴给杨先生打了十几次电话。并且对儿子说，她担心杨先生和医生合起来害自己。杨先生知道老伴的担心，每次接电话都耐心地重复回答她的问题。杨先生的做法，受到了医生的肯定和赞扬。

12. 露体

有些老人在家中会出现性幻想、裸体等不雅行为，甚至在公共场合也出现，家人感到非常难堪、棘手。遇到这样的问题时，应引导老人转移注意力，或让他从事各种轻、中型体力工作和活动，让他无暇顾及其他。伴侣的安慰、支持和理解，能减少很多不必要的麻烦。家人及照护者一定要知道老人什么时候容易出现不雅状况，减少相关的刺激，减少诱发因素。

四、出现行为问题要及时就医

当痴呆老人出现精神行为异常时，应及时带老人到医院诊治，结合药物干预，精神行为症状可得到缓解。但是治疗的有效性和安全性必须由照护者和医生共同观察、评估，并在医生的指导下调整治疗药物。常用的几类药物介绍如下。

（一）抗精神病药物或情绪稳定剂

抗精神病药物的适应证为痴呆伴发幻觉和妄想等精神病性症状，在严重急躁和兴奋的情况下可用，在谵妄时也可用。临床上常用情绪稳定剂治疗情感障碍，部分情绪稳定剂也被用来控制痴呆老人出现的急躁、烦躁等兴奋冲动症状，例如：丙戊酸钠、卡马西平、碳酸锂。抗精神病药物和情绪稳定剂种类较多，与其他药物联用方案复杂，且存在一定的副作用。痴呆老人的耐受性差，肝肾功能下降，服用此类药物容易出现药物不良反应，如手抖、便秘、流口水、走路不稳、腿脚不灵活、容易跌倒、嗜睡等，所以用量要小。而且老人合并的疾病较多，如高血压、糖尿病、心脏病等也需要药物治疗，因此需要更加注意药物之间的相互作用。

> 抗精神病药物及情绪稳定剂必须在医生的指导下使用及调整剂量，家人须密切观察药物反应，及时反馈。
> 小提示

第三章　得了痴呆怎么办

温奶奶今年80岁，被诊断为阿尔茨海默病6年，出现精神行为异常2年，一直在门诊治疗。2年前，温奶奶因性格改变明显，常常容易激动、无故骂保姆，夜间不睡、吵闹，影响家人休息。医生给予抗精神病药物治疗，从小剂量起缓慢加药，大约1周后温奶奶的症状慢慢好转，较之前安静，夜间睡眠好。家属见症状明显好转，私自将温奶奶的药量增加了一倍，第二天温奶奶出现精神欠佳、白天打瞌睡、不起床吃饭等，因担心温奶奶饿到，家属和保姆就让温奶奶坐在床边喂她吃饭。吃饭过程中，温奶奶突然出现剧烈咳嗽、面色发绀。家属赶紧拨打"120"送她到医院抢救，幸好抢救及时，病情得到控制。医生告知家属，温奶奶因服用过量的抗精神病药物，出现嗜睡，家属喂食时，温奶奶因为精神不佳，吞咽食物时发生误吸，引起肺部感染。抗精神病药物必须在医生指导下服用，出现不良反应应及时就医，调整用药。老人出现嗜睡等情况时，应尽量避免强行喂食，因为这样容易引起误吸，严重时甚至引起窒息死亡。家属知道了问题的严重性，2年来都遵医嘱用药。目前温奶奶精神症状控制尚可。

（二）抗抑郁药物

当痴呆老人出现明显的抑郁表现时，可给予改善认知的药物。抑郁情绪无明显改善时，应该考虑给予抗抑郁药物。抗抑郁药物种类较多，三环类抗抑郁药虽然是很有效的抗抑郁药，但因为它的副作用大，在临床中已不作为一线用药。老年人更因为其心脏毒性和直立性低血压等严重的毒副作用而不考虑使用此类药物。目前常用的抗抑郁药物是选择性5-羟色胺再摄取抑制剂，例如：西酞普兰、氟西汀、氟伏沙明、舍曲林、赛乐特等；还有一类5-羟色胺与去甲肾上腺素再摄取抑制剂，例如：度洛西汀和文拉法辛。它们能改善患者抑郁、情感淡漠、意识混乱、焦虑、恐惧以及坐立不安等症状。

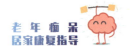

> 抗抑郁药物必须在医生的指导下使用及调整剂量，家属需密切观察药物反应，及时反馈。
>
> 小提示 TIPS

（三）苯二氮䓬类药物

苯二氮䓬类药物也就是我们常说的安定类药物，可用于失眠、急躁，特别是在焦虑表现突出时。由于这类药物的副反应有镇静过度、运动不灵活、失忆、意识混乱等，对痴呆老人有加重其意识障碍程度还有跌倒导致骨折的风险，所以应尽量少而短期使用。考虑到安全性的问题，应选择镇静作用温和、作用时间短的药物，如阿普唑仑、舒乐安定等。

> 安定类药物，必须在医生的指导下使用及调整剂量，家属需密切观察药物反应，及时反馈。
>
> 小提示 TIPS

综上所述，痴呆老人出现精神和行为异常时，照护者必须先带患者到医院就诊，若需要使用抗精神病药物，必须严格遵医嘱服药，定期到医院复查，照护者切不可私自调药，更不可私自给药。

（施海姗　常海鸥）

第五节　居家环境如何安排

痴呆老人的认知功能及生活自理能力进行性下降，陌生的环境容易加重老人的认知障碍，进一步影响老人的日常生活活动能力，而熟悉的

第三章　得了痴呆怎么办

环境能够增加老人的安全感。合适的居家环境能够使痴呆老人在认知减退的情况下，维持一定的生活自理能力，有效地减少老人的精神行为症状发生，延缓病情进展，减轻照护者的负担，从而提高老人及其家人的生活质量。因此与老人一起商量，为老人营造一个熟悉、相对丰富、个性化的居家环境对痴呆老人和照护者都非常有利。

一、客厅环境安排

（1）不宜设置门槛。当老人出现地点定向障碍，容易走失时，大门应涂上与墙壁相同或接近的颜色，也可以将大门装饰成画等，防止老人随意外出。对于步行困难的老人，大门的宽度要能够让助行器或轮椅通过。

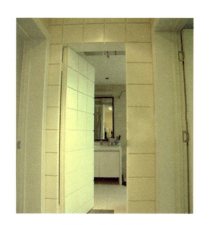

门墙一体化设计

（2）客厅内通道要足够宽敞以方便老人出现运动障碍时在助行器、轮椅等辅具的帮助下活动，有棱角的家具须安装防撞条和防撞角。

（3）地面上不铺地毯，搬走不必要的物品和家具，如盆栽及小茶几等，防止绊倒老人。

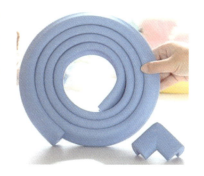

餐桌、茶几防撞角及防撞条

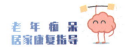

（4）客厅内沙发不宜太软，太软的沙发使老人难以起身，座椅需要有扶手和椅背。

（5）客厅不宜放置假花、假水果以防止老人误食。

（6）家中灯光应充足但避免地面、墙面反光。电源插座安装合理，高度适宜，避免电线外露。家中应安装夜灯。

（7）确保室内光线充足，光线太强须用窗帘遮挡。窗帘应采用柔和色调的，避免复杂的图案，防止老人对图案产生困惑。

（8）窗户玻璃须换成安全玻璃，避免使用落地玻璃门。玻璃门和窗户上可以贴花，贴花应与老人视线同高，防止老人撞上去。

（9）镜子及金属表面的反光会让老人不舒服，所以应避免使用镜子做装饰。部分老人会因为不认识自己的容貌而被镜子中的影像吓到。

（10）锐利的器具须放于带锁的抽屉里，避免老人接触。

（11）电话应放置在容易接触的地方，电话旁边记有家人的电话号码及紧急联系号码。

（12）电视和音乐对于某些老人来说容易使其分心，因此须视情况安排。

（13）客厅内可以放置老人熟悉的照片，以勾起老人的美好回忆，增加与痴老人沟通的话题，引起其兴趣。

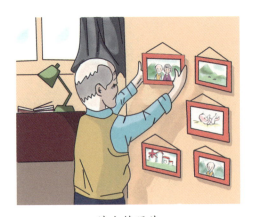

墙上挂照片

二、餐厅环境安排

（1）餐厅应光线充足，方便老人看清食物、选择自己喜欢的食物。

（2）餐桌布置应简单，只放置吃饭用的餐具，假花等装饰品应拿掉防止老人误食。

（3）餐桌的摆设要使用对比色，便于老人看清楚，比如原木色桌面、绿色桌垫、白色餐具等。

（4）餐桌周围要有足够的空间，方便轮椅活动。

（5）餐桌桌面尽量不用玻璃材质，防止产生倒影，可铺上防滑桌布或硅胶餐垫。

（6）简单的桌面布局、无花纹的碗有利于痴呆老人专心吃饭，选择容易使用的餐具，可根据老人的功能状态，在康复治疗师的帮助下配置餐具。

（7）冰箱内的食物要定期检查，防止痴呆老人误食过期、变质的食物。

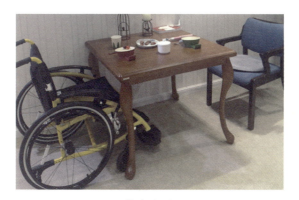

餐桌布置

三、厨房环境安排

（1）厨房地面要使用防滑地板，最好使用贴花玻璃门以方便家属了解厨房情况。

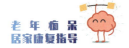

（2）易碎品或者危险品如刀具、玻璃器皿、酒精等应锁起来。

（3）把厨房用的调味品收起来，防止老人误食。

（4）漂白水、洗洁精等需要妥善收藏，以免老人误食造成伤害。

（5）如老人已不能做饭，家属外出时需要将厨房内的煤气或天然气开关关上。

（6）厨房内的小电器，如微波炉、热水器、烤箱、食物搅拌机等的电源需要关闭，或者将它们收起来，放在老人拿不到的地方。尽量使用可以自动断电的器具如电热水壶、加热器等。

（7）厨房的水温要合适或者恒温，防止烫伤。

（8）如果使用燃气器具，最好带有安全装置以避免忘记关火而发生危险。可以选择一款好的电磁炉，脱离明火可能造成的危险，且没有煤气泄漏等安全隐患。

（9）家里安装的垃圾处理器应关闭。

四、卧室环境安排

（1）在老人的房间门口贴上他的名字。

（2）卧室内不应使用便携式加热器或电暖器，以免烫伤老人，如需使用，应将电暖器安装在老人碰不到的墙上。如需使用电热毯，应确保老人不能接触到，用完后应立即收起来。

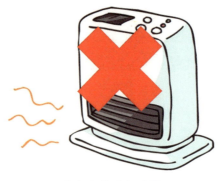

卧室内禁用电暖器

第三章 得了痴呆怎么办

（3）拿走地上的小地毯、小书架等，防止绊倒老人。

（4）室内应留有足够的空间方便老人行走或轮椅通过。

（5）室内温度应保持稳定并定期通风。

（6）为方便老人起夜，室内可以安装声控灯，或者夜间可以将便盆放在房间，也可以使用坐便椅。

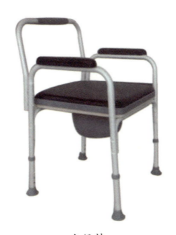

坐便椅

（7）卧室门口可以安装发声的活动器，方便老人开门时家属知道老人出门。

（8）如果老人已不能自己服药，药物应放在老人自己拿不到的地方。

（9）根据老人需要调整床的高度，不宜太高或太低，以40~50厘米为宜。若老人使用轮椅，床面高度以与轮椅同高为宜。床垫不宜太软，以免老人起床费力，床边可安装扶手，便于老人起身时借力。

（10）床身与床头的颜色要与周围有明显区别，方便老人找到床铺，床单不宜选用带有复杂花色图案的。

（11）床边需要有足够的空间放置助行器。

（12）衣柜柜门可以去掉，以便老人及时找到衣服。也可以在衣柜上贴上"衣柜"标签等。衣服分类放置并贴上标签如"袜子""内衣"等。

（13）必要时安装监控设备。

五、卫生间环境安排

（1）卫生间门口贴上"洗手间"标签，方便老人找到。

（2）卫生间需要保证充足照明。

（3）灯的开关应在入口处，老人容易触摸到。卫生间须安装夜灯，防止老人夜间如厕时因看不清而摔倒。

（4）使用防滑、质软的地面材料，干湿分区，防止滑倒。

（5）卫生间内须安装紧急呼救按钮。

（6）内部区域需要有颜色差别，方便老人寻找。

（7）卫生间不要安装门锁，以避免老人将自己反锁在里面。

（8）沐浴露需要收好，防止老人误食。

（9）尽量安装沐浴式淋浴间，配置可调节高度的冲凉椅子或坐式淋浴器，在冲凉区域需要有固定的防滑垫及安全扶手，防止滑倒。配置手持式花洒，以控制喷水的方向，防止水直接喷于老人脸上。安装恒温花洒，防止烫伤。

（10）尽量选用坐便器，并在坐便器两边安装安全扶手。

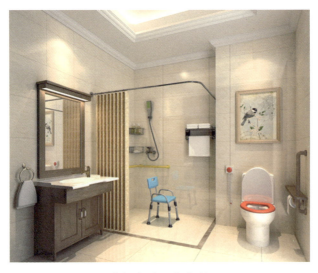

卫生间布置及分色提醒

六、楼梯间的环境安排

（1）楼梯表面采用防滑材料，台阶及台阶边缘有破损须及时修复。

（2）楼梯及门槛做好标记，撤掉地毯，必要的地方安置安全扶手。

（3）有些老人住复式楼房，可设置无障碍电梯、扶手等设备。

（4）楼梯间进行必要的装饰，贴上数字防止老人走错楼层。

七、庭院环境安排

（1）庭院地面采用防滑、不反光材料。

（2）地面要平坦，斜坡的倾斜度不可大于20°。

（3）不要种植有毒的植物或带刺的植物，如玫瑰花、仙人掌等。

（4）必要的地方需要安装扶手。

（5）种植散发不同天然香味、颜色鲜艳的植物，可为老人提供嗅觉、视觉等感官刺激，如百合花。

（6）可在庭院饲养小动物，如金鱼等。

（7）庭院内可放置有靠背及扶手的长椅。

（8）可设置园艺区域供老人进行园艺训练。

（李海员）

第六节　痴呆老人需要注意哪些问题

一、开车或使用交通工具

一般情况下，会开车的痴呆老人将很大程度上保留发动及驾驶车辆的记忆。然而，老人可能存在如下问题导致其开车或使用交通工具的危险性增加。例如：空间定向力较差，对路况分析不清；车速控制不佳；对交通标志的判断力下降；处理突发状况的能力下降，等等。所以，出

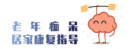

于安全方面考虑，可以限制痴呆老人使用交通工具。如何限制其行为呢？首先，申领和更换驾照时，不管老人是否存在认知损害的情况，都应该对其驾驶能力重新评估。认知功能基本正常时，照护者需要陪同老人驾驶；对于患有中、重度痴呆的老人，建议其停止驾驶。老人乘坐其他公共交通工具外出时，照护者应陪同并帮助其找到站台和交通路线。

何时开始限制其行为呢？这个问题没有统一的答案，要根据老人的痴呆程度和生活环境进行判断。

王爷爷住在郊区，有轻度痴呆，郊区的马路车辆少且平直，他每日开车走同一条路送自己的孙子去上学，对周围环境十分熟悉，对自己的情况也十分了解。因此，暂时不需要限制王爷爷的开车行为，但在行驶过程中最好有家人陪同。

李奶奶生活在市区，她家到孙子学校路途遥远，有好几个十字路口，李奶奶开车出门经常忘记回家的路线，甚至有时会忘了看红绿灯，以至于冲过红灯提示区。像李奶奶这样的老人，需要停止其独自开车或使用其他交通工具的行为，且外出时建议家人陪同。

二、财产和信托问题

当痴呆老人判断力逐渐下降，但又拥有完全自主权时，很容易发生受骗上当的问题。尤其是近几年骗子的手段层出不穷，就连高学历、年轻人受骗上当的事件都时有报道，更何况是一个判断力不足的痴呆老人？所以站在保护痴呆老人的立场，家属及社会有必要替老人考虑财产和信托的问题，以免老人失去日后的生活依靠。

1. 申请"禁治产"

尽管现在人们对于替人"作保"这件事已经非常谨慎，但对于失去判断能力的痴呆老人来说却很容易上当。申请"禁治产"后，若发生替他人"作保"等行为时，该行为是不具法律效力的，常被用于痴呆老人。

第三章　得了痴呆怎么办

虽然"禁治产"是基于保护老人的立场而设的,但在实际生活当中,并不是每位老人或家属都愿意做此申请。因为一旦申请"禁治产",就等于告诉别人,老人"已完全无行为能力",日后他所做的任何行为都是无效的,因此很多老人和家属无法接受,尤其是老人。当老人认知障碍还不严重或者自我意识还很强时,更加无法接受"禁治产";而家属为了不伤老人的自尊心,也通常不愿意去申请,这期间往往就可能发生老人替他人担保的情况。

> 张奶奶在2015年发生一次脑出血后,认知功能逐渐下降,记性不好、注意力差,还偶尔出现出门找不到家的情况。女儿带张奶奶到医院就诊,医生诊断为血管性痴呆。张奶奶并不认为自己有毛病,以往张奶奶常参与主持娘家人之间的借钱及偿还的事务。2天前,张奶奶的侄子要向其外甥借钱,前来请张奶奶担保,张奶奶答应前去担保,出门时她女儿及时发现,并与张奶奶的侄子及外甥说明了张奶奶的情况,并告知他们以后都不要找张奶奶作担保。张奶奶的女儿非常担心妈妈以后再替他人担保,因此,建议张奶奶申请"禁治产"。张奶奶一开始不认同,后来女儿反复耐心劝导,张奶奶最终同意了。

2. 申请"自益信托"

除了"禁治产",专家建议,如果家中有痴呆老人,更好的方法是申请"自益信托"。"自益信托"是委托人为自己的利益而设立的,即委托人同时为唯一受益人,允许委托人享有随时解除信托的权利,在通常情况下并不会损害其他信托当事人的利益。

虽然有"预立遗嘱",但是"预立遗嘱"以安排身后财产分配以及节税等事宜为主,相较之下,"自益信托"则显得更有弹性。"自益信托"是将财产交给信托业者,也就是银行,请银行帮老人管理财产。

"自益信托"最佳的办理时间应该是在委托人尚年轻、健康时,可以让委托人将财产按照自己的意思安排。当委托人年老、生病时,银行

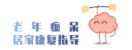

的信托部门会为委托人支付生活费、医疗费等，包括安排剩余财产，例如：分配给子女或做公益用途等。

因为"自益信托"在委托人生前的受益者是委托人自己，所以又称为"养老信托"。信托内容条文及受益者分配皆可变更。为保证银行切实依约定执行，委托人也可要求设立"保护者"。这个"保护者"不是信托银行人员也非受益者，而是一个担任监督者角色的第三方，可以是受益人的好朋友或信得过的人，他负责监督银行是否依约定执行，让受益人得到应得的利益。

"自益信托"灵活性较好，信托财产的分配可以不限于下一代，也可以分配给未出生的人，例如：可分配给子孙辈、曾孙辈，甚至下面好几个世代的人；也可以明确预定分配项目，例如：生活费、教育费等的比例。受益对象也不限于人，就连宠物也是可以的。信托也可以被当成一种理财方式，例如：可以委托银行买公债、基金、股票等投资产品，但是应注意的是，银行只负责遵照信托内容来购买所有股票或债券，并不保证盈利。

关于痴呆老人面临的法律问题，本书不能一一详述，如果家中有痴呆老人，建议老人和家属及时咨询律师，趁老人认知障碍尚不严重时，对其财产及养老等事宜进行商定。

（张丽颖　罗　婧）

第四章 痴呆老人照护者可能遇到的问题及其处理

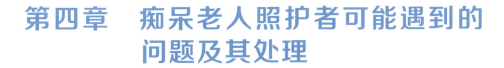

第四章 痴呆老人照护者可能遇到的问题及其处理

第一节 如何选择痴呆老人照护者

随着痴呆病情的进展，老人的认知和运动能力全面退化，老人逐渐丧失自理能力，不可避免地需要被照护者照顾。痴呆老人自发病到死亡一般可以继续生活 3~15 年。"选择谁来照顾痴呆老人"常常成为老人子女们非常纠结的问题。

一、主要照护者的确立

一般认为，痴呆老人和家人住在一起，由老伴、子女等家人照顾更能让老人感受到亲情和家的温暖，有利于稳定老人的情绪，延缓其认知功能的衰退进程。因此，痴呆老人的主要照护者大多是由老伴或子女等亲人承担。

但是，照顾痴呆老人是一项长期而繁重的工作，家人需要改变原有的生活、工作状态（尤其是部分子女需要放弃工作来照顾），付出极大的耐心和爱心。到后期严重阶段，还要付出较大的体力。而且上述的所有付出，并不能逆转老人病情加重、功能衰退的事实，家人（尤其是子女）更需要有强大的心理来接受，老年痴呆的照顾只是"你陪我长大，我陪你老去"的陪伴过程，可能不会有"照顾生病后痊愈"的那种喜悦。大多数有条件的家庭要么家人、儿女轮流照顾，要么是聘请照护人员在家人协助下全面照顾。但是因为痴呆老人可能会因为频繁更换照护者而出现认知功能急剧下降，因此，建议指定主照护者，其他人参与并辅助照顾。

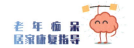

二、照护者的基本素养

无论是痴呆老人的老伴、儿女，还是聘请的照护者，一旦确定为痴呆老人的照护者，就应该明白自己的职责是为老人提供有尊严的日常照护，让老人享受安心温暖和谐的晚年生活，陪伴并见证他们慢慢老去。因此，照护者应具备下列基本素养：身心健康，心态乐观向上；对老人有爱心和耐心；具备常见的疾病护理知识，了解老年痴呆的表现；有良好的沟通能力，懂得恰当释放压力。

照护者在照顾之初，缺乏经验，不知道如何面对老人失忆、情绪失控等问题，这种情况是很常见的。作为老人的家人或聘请的照护者，应先建立良好的信任关系，坦诚沟通，共同面对老人的病况。聘请的照护者要通过老人的家人了解老人以往的兴趣爱好、脾气性格、生活习惯等，逐步与老人建立朋友、陪伴和照顾关系。在照顾老人日常起居的过程中，照护者不要过早、过度包揽老人的一切事务。要观察老人还拥有的生活能力，在确保安全的情况下，鼓励老人自立、自理，参与并指导老人做力所能及的家务或娱乐活动，让老人获得信心和成就感，为他提供有尊严、有质量的晚年生活。当老人痴呆表现随病情的进展逐渐加重，照护者会有不同程度的失落，甚至会面临各种误会、压力，这时候照护者要正视自己的能力，多与老人的亲人、朋友沟通，寻求支援和帮助；也可以参加痴呆老人家属照护者沙龙，分享交流照护经验，缓解压力。

三、照护者应有计划地安排自己的生活，争取家人的支持，避免不必要的纠纷

痴呆影响的不只是痴呆老人本人，而是整个家庭，尤其是主要照护者。对于关系融洽的家庭而言，家庭是照护者的重要支持来源；对于关系复杂的家庭而言，家庭又可能是主要的压力来源。因此，当老人被确诊患上痴呆后，需要确定主要照护者时，有必要召开一个家庭会议，会上家人充分讨论老人的照顾方案，谁负责照顾或排班照顾，是否需要聘请照

第四章　痴呆老人照护者可能遇到的问题及其处理

护者，治疗及照顾的费用怎么分摊、怎么支付，甚至在不影响老人情绪的情况下讨论老人的财产处理问题，等等。总之，应尽可能地把敏感话题放到家庭会议上讨论，这样可以让整个家庭步调一致地照顾老人。

照护者应该养成记录财务支出的习惯，保管好每一笔费用的票据，做到账目清楚可查，避免亲人之间因为经济问题而出现感情裂痕，雇佣双方因经济不清而相互猜忌。

另外，照护者应充分认识自己的能力极限，学会接受他人的帮助，给自己留有适量的时间和空间，释放压力，享受自己的生活。记住：善待自己，才能更好地照顾他人。

（王莹雪）

第二节　痴呆老人照护者将面临哪些压力

照顾痴呆老人是一项长期而艰巨的工作。痴呆老人后期的自理能力丧失需要照护者付出较大的体力来完成对老人的生活照护，而老人精神、行为改变则需要照护者承受较大的心理压力并提供具有专业技巧的照护。

一、照护者的压力来源

照顾痴呆老人往往不同于照顾其他疾病患者，其压力主要来自下列四个方面。

1. 繁重琐碎的照顾带来的生理上的压力

痴呆老人因认知、行为异常，常出现起居无常，日夜颠倒，四处游走又找不到家，有时还出现猜忌、攻击家人或照护者的行为；照护者往往无法正常作息，有时甚至需要四处寻找老人，身体疲惫。当老人丧失自理能力时，吃喝拉撒、生活起居的照顾也容易让照护者腰酸背痛，健康受到影响。

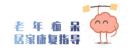

周女士今年52岁,在纺织厂上班,其母亲79岁,5年前得了血管性痴呆。周女士有2个妹妹,家人通过开家庭会议的形式,商量母亲照顾及养老的问题。考虑到周女士原来就长期照顾独居的母亲,且周女士及周女士的爱人都比较有耐心,因此决定由周女士照顾老人,其他2个女儿每年负责照顾1~2个月,让周女士放松心情。即使这样,长时间的照顾工作加上周女士自己又有工作要做,周女士感觉非常劳累。后来姐妹们共同商议,从母亲的退休金中拿出一部分钱,请钟点工帮忙一起照顾母亲,周女士感觉照顾的压力小了很多。

2. 沟通障碍、得不到情感支持导致的心理压力

当罹患痴呆的老人是自己的伴侣、父母或朋友时,照护者常常会有慢慢失去他们的恐惧和失落,悲伤心理在所难免。当老人的各种情绪、行为问题不断出现,无法和老人正常沟通时,被猜忌、被误会时,老人在公共场合出现不适当的行为时,照护者会感到相当困窘,有时会责备老人,甚至有想放弃照顾的念头。然而,这些闪念会让照护者事后产生深深的负罪感。美国专家的调查显示,痴呆照护者有76%出现焦虑症状,42%出现抑郁症状。

王小姐的父亲因脑梗死住进医院,康复期间反复出现在病房大喊大叫、不配合康复治疗等情况,洗澡、大小便等均不配合。医生及治疗师评估后,考虑他得了血管性痴呆,并出现了精神行为症状。早年其父亲与母亲离婚,父亲长期独居,王小姐的母亲不愿意照顾父亲,由王小姐独自照顾父亲,她请了兼职护工。父亲不仅不理解她的辛苦,还经常在夜间烦躁时抓伤王小姐,使她非常生气和伤心,多次想放弃,但是第二天,她又会懊悔。1个月下来,王小姐的心理压力越来越大,无处诉说。医生了解到王小姐的情况后,帮她安排了心理咨询及疏导,缓解了王小姐的心理压力。

3. 人际关系和社交的压力

为了照顾痴呆老人,照护者需要放弃自己的休闲时间和社交生活,有

第四章　痴呆老人照护者可能遇到的问题及其处理

些人甚至需要放弃工作，不能自由支配自己的时间，社交圈必然缩小，照护者会产生强烈的孤独感。同时，角色的变换还可能影响到照护者的家庭关系。

4. 来自家庭和经济方面的压力

聘请的照护者常常会遭遇来自老人家庭成员的不满、猜忌、误会，甚至责备，痴呆老人往往无法给予照护者情感支持。有些时候家族成员间也会因为彼此观念不同而产生分歧，尤其当家庭内掺杂纠缠不清的财产、房产等经济问题时，老人往往无法给予公正的判断和证明，家人之间矛盾纠葛，身心疲惫。对于经济状况一般的家庭，还会因为老人需要长期治疗、照顾费用增加，同时照护者因为照顾老人失去工作无法赚钱，从而严重增加家庭的经济负担。这些来自家庭和经济的问题常常让照护者产生心力交瘁的感觉。

二、照护者的压力表现

痴呆老人照护者长期面临各方面的压力，很容易成为疾病的隐形受害者。因此，照护者要了解痴呆的常识，掌握照顾技巧，并关注自己的身心状况。当出现下列信号时，照护者需要寻求帮助。

（1）脾气改变，近期特别暴躁易怒，对事物缺乏耐心。

（2）近期出现头痛、疲乏、腰酸背痛、体力不支、食欲不佳、频繁感冒等表现。

（3）近期睡眠差，出现入睡困难、多梦易醒、醒后难以入睡等现象；或者因照顾需要，原来的正常睡眠被剥夺。

（4）频繁出现无力、无助的感觉，对生活缺乏动力，对原本喜欢的娱乐活动缺乏参与兴趣。

（5）常常悲从中来，莫名想哭。

（6）不愿与旧友联络，不愿接受亲人与好友的帮助和建议。

（7）财务拮据让自己心神不宁。

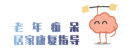

三、照护者负担评估量表

照护者负担评估量表有很多，而 Zarit 照护者负担量表是目前国内研究者应用较多的量表。该量表信度较高，最初被用于对痴呆照护者的负担评估，现在也被用于脑卒中、乳腺癌等患者照护者的负担评估。此量表有 4 个维度，包括照护者健康情况、精神状态、经济、社会生活，共 22 个条目。每道题分值是 0~4 分，总分 21~40 分表示无负担或轻度负担，41~60 分表示有中到重度负担。

Zarit 照护者负担量表

请在以下各问题中在您认为最合适答案的代码上打勾（√）	没有	偶尔	有时	经常	总是
1. 您是否认为您所照料的患者会向您提出过多的照顾要求？	0	1	2	3	4
2. 您是否认为，由于护理患者会使自己的时间不够？	0	1	2	3	4
3. 您是否在照料患者和努力做好家务及工作之间，感到有压力？	0	1	2	3	4
4. 您是否因患者的行为而感到为难？	0	1	2	3	4
5. 您是否因有患者在您身边而感到烦恼？	0	1	2	3	4
6. 您是否认为，您的患者已经影响到了您和您的家人与朋友的关系？	0	1	2	3	4
7. 您对患者的将来感到担心吗？	0	1	2	3	4
8. 您是否认为，患者依赖您？	0	1	2	3	4
9. 当患者在您身边时，您感到紧张吗？	0	1	2	3	4
10. 您是否认为，由于护理患者，您的健康受到了影响？	0	1	2	3	4
11. 您是否认为，由于护理患者，您没有时间办自己的私事？	0	1	2	3	4
12. 您是否认为，由于护理患者，您的社交受到影响？	0	1	2	3	4
13. 您有没有由于患者在家，放弃请朋友来家的想法？	0	1	2	3	4
14. 您是否认为，患者只期盼着您照料，您好像是他/她唯一可依赖的人？	0	1	2	3	4
15. 您是否认为，除去您的生活费用，您没有余钱用于护理患者？	0	1	2	3	4

第四章 痴呆老人照护者可能遇到的问题及其处理

16. 您是否认为，您有可能花更多的时间护理患者？	0	1	2	3	4
17. 您是否认为，开始护理以来，按照自己的意愿生活已经不可能了？	0	1	2	3	4
18. 您是否希望，能把患者留给别人来照料？	0	1	2	3	4
19. 您对患者有不知如何是好的情形吗？	0	1	2	3	4
20. 您认为应该为患者做更多的事情是吗？	0	1	2	3	4
21. 您认为在护理患者上您能做得更好吗？	0	1	2	3	4
22. 综合看来您怎样评价自己在护理上的负担？	0	1	2	3	4

另外，这里还介绍一套由中国台湾地区家庭照护者关怀总会提供的家庭照护者压力自我检测量表。此表应用简便，适用于居家照护者自我评估。

家庭照护者压力自我检测量表

请您看了下列14项叙述后，就您实际上照顾的情况，圈选后面的分数（例如：您很少感到疲倦，就圈1分）		从来没有	很少如此	有时如此	常常如此
1	您觉得身体不舒服（不爽快）时还是要照顾他	0	1	2	3
2	感到疲倦	0	1	2	3
3	体力上负担重	0	1	2	3
4	您会受到他的情绪的影响	0	1	2	3
5	睡眠被干扰（因为患者在夜里无法安睡）	0	1	2	3
6	因为照顾他让您的健康变坏了	0	1	2	3
7	您感到心力交瘁	0	1	2	3
8	照顾他让您觉得精神上痛苦	0	1	2	3
9	当您和他在一起时，会感到生气	0	1	2	3
10	因为照顾家人影响到您原先的旅行计划	0	1	2	3
11	您与亲朋好友的交往受影响	0	1	2	3
12	您必须时时刻刻都要注意患者	0	1	2	3
13	照顾患者的花费大，给您造成负担	0	1	2	3
14	您不能外出工作，家庭收入受影响	0	1	2	3

（彭松波）

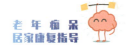

第三节 如何成为合适的照护者

一、照护者应该具有的素养

（1）身心健康，有疾病护理知识。

（2）保持积极乐观的心态。

（3）熟悉老人的生活习惯。

（4）与老人有良好的感情关系，随着照护压力增加，老人病情加重，也应避免出现过激行为。

（5）老人应尽量居住在熟悉的家中以获得安全感，由照护者轮流照护，尽量不改变居所。

（6）积极让亲戚和朋友参与交流，获得支持与帮助。

（7）参加痴呆老人家属照护者沙龙，分享交流照护经验，减轻压力。

（8）当照护有困难时，正视自己的能力，寻求支援，避免自己也成为患者。

二、尽量得到患者家人的支持

人的一生经历幼年到老年，特定时期的共同点是都需要别人的照护，才能更好地生活。随着寿命延长，老人一天天衰老，能力不断丧失，需要照护的时间平均为6~10年，照护工作需要长期付出，照护者的身心面临巨大的压力和负担。照护者不要让自己的压力不断积累，必须积极做好准备，一定要有计划地享受生活。

当照护者遇到困难时，面对压力，不要独自应对，要学会转换观念，可以通过援助化解烦恼；同样，和谐的家庭关系，有助于获得强有力的支持，让照顾变得有意义。

照护者要做有心人，怎样才能找到适合的照顾老人的方法呢？在照顾之初，没有经验、找不到方法、不知道如何应对等问题其实是非常常见的。与患病老人家人建立有效沟通很重要，照护者要善于找到平衡点，在照顾好老人生活的同时，不要忘记同样要维持好自己的生活。在照顾的漫长岁月里，一幕幕相濡以沫的温暖回忆，会成为照护者永恒难忘的记忆。

三、关于经济的问题

保证自己的经济来源，明确老人的护理费、日常生活费由谁负担。经济负担得以解决，才能保证今后不会影响到照护者及老人的家庭。虽然照顾老人是一件很重要的事，但是照护者自己的事情也同样重要。

钱是敏感的问题，确认好此类问题，会避免出现很多矛盾，所以应事先与老人及其他家属确认好经济支持情况。老人的财产，包括退休金、存款、房产等都需要在第三方公证的情况下提前协商分配，以免因病情恶化无法处理而造成不必要的麻烦。

俗话说："亲兄弟明算账。"照护者应记录家庭财务支出，将每一笔费用的票据保管好。照护的费用根据服务内容、服务阶段不同，费用支付也会有差异，家庭成员根据老人的需求做好预算是非常必要的。无论是使用老人自己的钱还是其他人支付的钱，财务管理清楚到位，亲人之间就不会因为经济问题影响到感情。

（王莹雪）

第四节　如何选择提供照护帮助的服务机构与平台

照护者需要学会并善于利用各种服务，下面介绍几个常见的养老服务机构与平台及相应的服务形式和内容。

我国的养老体系以居家养老为基础，以社区养老为依托，以机构养老为支撑，为居家老人提供具有适宜技术的基本养老服务。①通过提供远程及上门医疗护理服务实现居家养老；②通过社区适老建设实现社区养老，

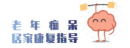

例如社康中心的建设；③机构养老包括公益性质与商业性质的养老机构。在上述三个方面的服务体系中，服务对象可通过向政府申请补贴或以自费形式购买适合自己的照护服务。通过来自服务提供方的专业评估，服务对象可在自己家中设立家庭病床，接受来自专业医护人员的上门照护。

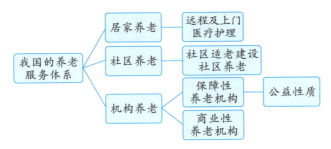

我国的养老服务体系

一、居家养老

居家养老的服务形式主要是身体护理和生活协助两大方面的服务，服务提供者包括具备服务资质的社康中心、公立医院、私营企业等机构。可提供的居家服务内容包括：①身体护理涵盖身体清洁、移动、活动，还可以有用药、认知障碍管理等方面的护理。②生活协助包括居家清洁、用品购买、用餐等方面的服务。生活照料以维护老人身心健康为主要目的，服务对象可选择最适合自己的照护模式与照护内容。

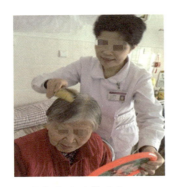

居家生活照料服务

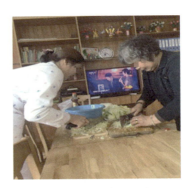

社区养老服务

第四章　痴呆老人照护者可能遇到的问题及其处理

二、社区养老

社区养老是家庭养老的有效补充，在为居家老人照料服务方面，又以上门服务为主，托老所服务为辅的整合社会各方力量的养老模式。选择社区养老的服务对象，晚上可住在家里得到家人照顾，白天则能享受社区养老机构提供的日托、家政、送餐等服务。选择在社区养老的老人，无论是在文化需求、生活需求、精神需求，还是医疗需求方面，均可得到满足。

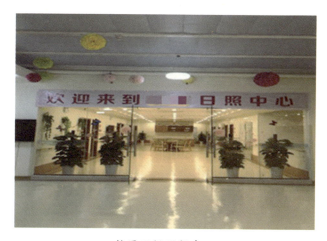

社区日间照护中心

三、机构养老

养老机构是为老年人提供饮食起居、清洁卫生、生活护理、健康管理和文体娱乐活动等综合性服务的机构。它可以是独立的法人机构，也可以是附属于医疗机构、企事业单位、社会团体或组织、综合性社会福利机构的一个部门或者分支机构。我国绝大多数养老机构是以帮扶、救助城市"三无"、日常生活疏于照料，以及农村"五保"老人为主，且多不以赢利为主要目的，所以其公益性特征尤为明显。

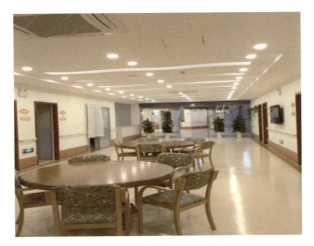

深圳某医养融合养老机构

每个地区的养老服务机构与平台、福利政策不完全相同，照护者需要先了解本地区可提供养老服务的机构与平台，再选择适合服务对象的平台与服务内容。

（王莹雪）

第五节　照护者尽可能给患者营造快乐的生活

照护者面对痴呆老人复杂或难以处理的状况时应该冷静考虑，并消除老人的不安，积极寻找有用的信息和可提供帮助的机构，获得协助。照护者需要不断学习照护知识和技能才能胜任照护工作；同时注意做好自我保护，避免受伤，只有自己身心健康才能为痴呆老人提供好的照护。当照护者出现失眠、厌食、悲观抑郁，失去生活的希望时，俨然已出现不堪重负的压力，此时一定要和家人与朋友说出自己的压力，寻求支援和帮助，让自己暂时离开照护环境，好好休息，预防抑郁症，必要时考虑接受心理治疗。

第四章 痴呆老人照护者可能遇到的问题及其处理

一、照护者自我调适的方法

（一）尽可能维持各自原有的生活，照护者也可以外出游玩

顾叔叔患有重度痴呆，平时由老伴刘阿姨照护，因刘阿姨是社区舞蹈队的演员，要去外地演出，经过了解刘阿姨找到日间照护机构，每天陪顾叔叔一起去日间照护机构，以日托形式参与日间活动，完成一日三餐、沐浴及康复活动，傍晚回家。一周后所有员工都熟悉了顾叔叔的生活饮食习惯与用药情况，刘阿姨放心地把顾叔叔交给日间照护机构，安心地去演出了。半个月后，刘阿姨来接顾叔叔回家，顾叔叔开心地笑了。刘阿姨对日间照护机构的服务非常满意，短期托养服务让刘阿姨自己的生活不受影响。通过借助机构养老服务，找到适合服务对象的服务内容，能维持老人和照护者的生活现状而不出现大的变动，这是很好的选择。

老人病情稳定时照护者可以安排旅游出行，周而复始的照护工作任务非常繁重，对照护者与被照护者来说都是一种压力。合理安排生活和工作，既要相互依赖，同时又要彼此尊重，保持一定独立性，对于双方生活质量的改善具有重要意义。

（二）充分利用志愿者及社会组织等提供的各种服务

张叔叔因糖尿病低血糖休克，目前呈植物人状态，居家长期卧床由妻子和阿姨平日照护。因为老人行动不便，患病后5年一直未去过医院，接受社区日间照护中心上门服务。在上门服务时，日间照护中心的护士会给张叔叔监测血糖，给予家属糖尿病饮食指导、护理知识指导等，还教会家属正确监测血糖的方法。医生及护士上门服务时发现该家庭存在血糖试纸过期、部分药物及食物过期现象，并发现作为照护者的妻子因长年照顾老人，疾病缠身，有高血压、腰椎疾病，情感也比较淡漠。照护中心的工作人员给两人都建立了档案，作为定期巡诊的对象，并互留了双方的联系方式，嘱咐张叔叔妻子在他病情有变化时及时通知照护中心的工作人员，照护中心提供24小时上门服务。

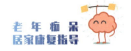

照护者的照护工作任重道远，为避免积劳成疾，需要掌握正确的照护方法，达到事半功倍的效果。不做孤单的照护者，让亲人、朋友共同参与长期照护计划制订，共同承担，轮流照护，给主要照护者以喘息时间。

目前有针对照护者提供"喘息服务"的部门，虽然在部分小城市没有提供"喘息服务"的机构，但是照护者自己及老人家属也应该有"喘息"的意识。下面介绍一些可以提供"喘息服务"的方式。

（1）合理利用社会资源寻求帮助。申请定时上门服务，请护理员或家政人员进行居家上门服务，从而接受专业化的日常照护。在节假日发动其他照护者，参与带老人外出或就医等活动。

（2）寻找有痴呆老人照护专区的养老机构，临时照顾痴呆老人。

（3）鼓励身体好的老人从家里走出来，参加社区日间照护中心组织的活动。对于行动不便的老人，也可将他送到社区日间照护中心，晚上接回家，共享天伦之乐。

（4）痴呆晚期，居家无法照护，可选择入住养老机构，获得专业的照护。

二、掌握照护技巧与方法可缓解照护压力

作为照护者，可能因为长期照护老人而处于睡眠不足、身体疲惫、精神压力过大等状态，严重威胁着照护者的身体健康与精神健康。那么，如何缓解照护者的压力呢？

（一）建立良好的沟通关系

真诚地对待老人，了解老人的心理变化、性格及内心想法，与老人建立信赖关系和沟通非常重要。与老人融洽相处，能够减少照护压力，也是照护工作顺利进行的前提。与老人互动交流时，要注意做到以下几点。

（1）照护者面部表情愉快温和，善于用眼神交流，见面时要礼貌地问候。

（2）照护者与老人交流时，视线应尽量与老人在同一高度，避免居高临下给老人造成压迫感。

第四章　痴呆老人照护者可能遇到的问题及其处理

（3）照护者进行照护工作前，要先和老人打招呼，把事情说清楚，征求老人意见，使其明白并接受。

（4）照护者与老人说话时语速要慢而清晰，音量高低适合。老人听力和理解能力下降，适当的语速和音量有利于双方有效沟通。

（5）不要当着老人的面谈论他的病情或行为表现，避免伤害老人的自尊心。

（6）当老人出现不安、害怕等情绪时，照护者可结合身体语言，拉住老人的手或轻抚其背部，陪伴在老人身边。

（二）确定照护清单

与老人及其家人共同建立照护清单，会使照护工作变得简单、易行。根据老人情况，设置一天的照护日程表，也方便照护者更替时接手的照护者参考并选择照顾方案。照顾清单应包含以下几个方面的内容。

（1）写出老人患有的全部疾病，近期身体健康状况，正在服用的药物名称、剂量和时间等。

（2）列出老人出现的精神行为表现，可能的诱发因素及应对方法，有效的照护技巧。

（3）安排老人晒太阳的时间。

（4）写明老人的兴趣爱好，喜欢且能做的事。

（5）注明特别需要注意的事项。

（6）写上至少两个联系人的电话，出现突发事件时便于联系。

三、照护者要做好自我保护

（一）可减轻疲劳、缓解疼痛的省力方法

日常进行照护工作时，经常需要搀扶、搬运老人，不正确的操作姿势，加上长期过度疲劳，最容易让照护者患腰腿痛。平时学会自我保健管理，采用正确的操作姿势、适当的理疗等方法，可减轻身体负重，防止出现腰腿痛，使照护变得容易。

1. 借助人体力学原理，采用省力的方法

（1）帮助老人翻身时，让老人变成一条轴线，减少其与床的接触面积。

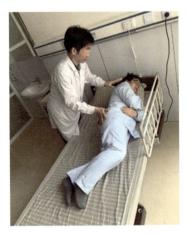

轴线翻身

（2）扶起老人时，右膝顶住床沿，放置于老人双腿之间，呈弓箭步姿势，腰部重心下移，两脚分开与肩同宽，上身前倾，减轻腰部负担。尽量取得老人配合，请老人双手抱住照护者，让老人放松，不要用力。

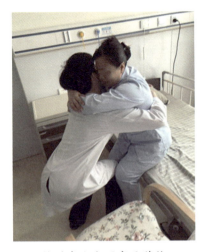

协助老人上下床及移位

第四章 痴呆老人照护者可能遇到的问题及其处理

（3）照护者抱移较重的老人上下床时，应学会自我保护，寻求其他照护者帮助，双人配合完成。

2. 腰部疼痛的处理

（1）照护者平时可以做腰部保健操，增强腰部肌肉力量，也可以佩戴腰围，降低腰部应力。

（2）腰痛时可前往医院康复科进行康复治疗，如理疗按摩，促进血液循环，缓解肌肉疲劳。也可在家中用热敷等方式改善血液循环。让他人帮助按摩腰部，在脊柱两侧双手由上向下、由背部向腰部按摩，力量一定要轻，避免出现二次损伤。

（3）如在照顾老人的过程中，照护者出现急性腰扭伤，疼痛不适，应及时就医。

（二）改善睡眠质量

睡眠不足是照护者普遍存在的问题。舒适的睡眠有助于身心放松、恢复体力及精神。下面介绍一些促进睡眠的方法。

（1）照护者应选择适合自己的运动，每周保证3~4次运动，每次时间在30~40分钟，例如：跑步、散步、瑜伽。

（2）学会间断式入睡，每天中午休息20分钟，晚上早点入睡。

（3）尽量不要喝茶、咖啡等饮料，如果喜欢这些饮料，尽量在中午前饮用。

（4）睡前放松身心，可播放舒缓的轻音乐、培养睡前阅读习惯、用芳香精油泡澡并按摩身体。

（5）布置卧室，合适的室温、光线柔和、舒适的床，可促进照护者快速入睡。

（三）调整生活节奏

调整生活节奏，丰富业余生活，利用休息时间多走动或参加活动，有益于身心健康，减少照护压力，快乐过好每一天。照护者业余活动参考如下：

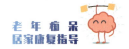

（1）培养一到两个兴趣爱好，比如绘画、唱歌等。

（2）聚会访友。

（3）逛公园、看电影。

（4）练瑜伽、做操、跳广场舞。

（5）购物、品尝美食。

（6）短期旅行。

四、不同角色的照护者面对的挑战

痴呆老人的病情没有完全一样的，老人的家庭环境、经济条件、家庭关系不相同，每个照护者面临的挑战也不相同。照护者与被照护者的关系可能是配偶照护配偶、晚辈照护长辈、平辈照护平辈、陪护工照护雇主，其中主照护者为配偶及晚辈的较为常见。下面我们介绍一下配偶及子女将面临的挑战。

1. 配偶面临的挑战

配偶患病，通常另一半接受配偶患病的事实要花较长时间。痴呆老人异常的行为开始出现时，配偶通常单纯地认为这些行为是因为"老了"引起的，尤其是脾气原本就比较古怪的人，年纪越大脾气越古怪，往往容易被另一半忽视，被发现时，痴呆已经比较严重了。有时候对方的不可理喻会被解释成"反正他一直这样""不要理他就好了"。如果过去两个人感情不好，这种异常行为会被理解为"他一直对我不好"。如果原本脾气好或者夫妻感情很好，一旦一方出现行为改变，则比较容易被识别。

无论是哪种情况，发现配偶是痴呆患者都是难以接受的；加上本身年老后，经济条件变差，甚至本身没有工作，身体情况不佳，因此痴呆老人配偶的照顾压力将更大。并且老年人较难理解医生的建议诊断、治疗方案和照顾方案。以上情况都是配偶照顾痴呆老人时可能面临的挑战，尤其是目前中国多数家庭子女较少，儿女对自己工作和家庭已经自顾不

第四章　痴呆老人照护者可能遇到的问题及其处理

暇，能够给父母提供的帮助很有限。

2. 晚辈面临的挑战

照顾痴呆老人的晚辈往往是子女或者是儿媳妇。老人生病前是受尊敬及有权威的长辈，痴呆后，老人不仅需要晚辈照顾，而且需要晚辈时时提醒日常生活中的事务。晚辈必须"指示""引导"长辈去做一些事情，这种角色互换，不仅长辈不能接受，初期晚辈也需要一段时间转换和调整心态，找到合适的沟通方式。

晚辈不仅需要照顾长辈，而且也有自己的家庭，如果没有兄弟姐妹，则需独自承担这个重任，工作、晋升、再学习、抚养孩子、照顾老人的压力对于年轻人来说，是巨大的。

周先生是独生子，老家在北方，自己10年前就来到深圳发展，在一家私企工作，养育一儿一女。虽然生活压力较大，比较忙碌，但是因为父母来深圳帮忙照顾孩子，也可以应付，生活中也充满了温馨和快乐。周先生的母亲性格温和，一直和他们相处和谐。近1年来，妻子向周先生抱怨说，婆婆总是不听自己的话，她告诉婆婆下雨天要关紧窗户，可婆婆每次都不关窗户，窗台及地板上都被雨水打湿，婆婆还总是收集废旧的矿泉水瓶，给婆婆买的新衣服她也不穿。周先生觉得母亲可能带孩子、做家务忘记这些事情了，老人节约，这些行为情有可原，劝导妻子说母亲也很不容易。直到前几天，周先生休假在家，他帮忙大扫除时才发现母亲的房间内还有沙发下面的储物柜里全部都是废弃的报纸、水瓶等物品，他与母亲沟通，发现母亲根本不听他说话。周先生想起电视剧里关于这一类老人的描述，考虑母亲可能是患病了，就与父亲、妻子一起带母亲到医院检查。经过检查及评估，医生诊断母亲为阿尔茨海默病。周先生听到这个诊断，又详细听了医生的解释，并且在网上查了资料，觉得"天塌了下来"。周先生的父亲更是难以接受这个事实。在以往的生活中，都是周先生的母亲承担家务及照顾孩子。经过一段时间的调整之后，周先生决定开一次家庭会议，商议家务重新分配、母亲治病、照

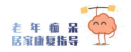

顾等诸多问题。经商议，考虑到母亲的病情可能随着时间加重，父亲以往从未做过家务，周先生和妻子工作繁忙，因此，请一位家政工作人员是必要的。并且与父亲反复沟通后决定，如果母亲病情进一步严重，不能在家中照顾，可以送母亲去照护中心。

照顾痴呆老人单单依靠家庭是非常困难的，家属应逐渐接受家人患病这一事实，尽快详细地了解疾病可能的发展方向，与所有家庭成员商量应对措施，做好长远计划。虽然照顾老人是家属必须承担的责任，但是利用社会资源支持，减少家庭负担也需要计划。毕竟除了痴呆老人的生活之外，照护者及家人的生活品质也是应该重视和考虑的。

五、如何面对家人患有痴呆这一事实

如同人在患了重病之后会有的心理过程，一般家中的长辈被诊断出患有痴呆时，家属心中同样会经历"否认—磋商—愤怒—接受—适应"这五大阶段。

（1）否认阶段：家属会说不可能吧，他看起来那么健康！或者他刚退休，身体很好。

（2）磋商阶段：有的家属会对治愈疾病表现出极大的信心，"我辞掉工作，就是倾家荡产我也要给我爸治好"。

（3）愤怒阶段：为什么这样的事情会发生在我的家人身上？为什么我这么努力照顾，他还会得病？

（4）接受阶段：最终大多数家属都会接受事实，开始寻求治疗及照顾方法，并与家人商量照护分工。

（5）适应阶段：日渐掌握照护的诀窍，适应需要照顾一位痴呆老人的生活。

六、家属该何时放手

当我们谈到照料痴呆老人的相关事项时，强调不同阶段、不同的老

第四章　痴呆老人照护者可能遇到的问题及其处理

人会有不同的症状及行为表现，因此，照顾每个老人的方式都不同。然而，也需要提醒照护者和家属，无论您或您的家人多么努力地照顾痴呆老人，总会出现能力不足、精力用完的时候。因为痴呆老人的病程是不能逆转的，随着病情的加重，照顾负担也会越来越重。因此，无论如何都不应将所有的照护责任及工作压在照护者自己或少数人身上，而是照护者要懂得适时地寻求家庭内部或者外部的支援。

（一）放手不同于放弃

在照护痴呆老人的过程中，照护者必须学会一件事，那就是"放手"。"放手"有两种方式：一种是当老人处于轻、中度阶段，照护者精力不济或由于工作而将老人送到日间照护中心，晚上再接回家里；另外一种则是到了中、重度阶段，痴呆老人产生生理或身体的问题时，照护工作更加棘手，有时会超过一般家属的照护能力，因此，可让老人到照护机构，接受24小时的专业照护。

前一种方式，老人到日间照护中心去，晚上还是会回到家里，就像送孩子去幼儿园一样，照护者不会产生负罪感，比较容易被家属接受。而"放手"一词，更多指的是第二种方式，就是24小时式的机构照护。对于家人而言，这并不是一个容易做的决定，尤其当家属与老人的感情较亲密时，这样的决定会使家属产生痛苦、纠结和强烈的负罪感。这种负罪感来自几个想法：第一，舍不得老人，担心老人到照护中心得不到良好的照顾，尤其是情感上的照顾，甚至可能被虐待；第二，担心老人不肯到照护中心去，或者害怕换了环境，老人不能适应；第三，怕社会压力，也就是来自亲戚、朋友、邻居的看法，怕被认为"不孝顺"或"无情，没良心"，连自己的父母或配偶都不愿意照顾。对于以上这些想法或者困惑，可以从以下几方面来解决。

1. 舍不得是很正常的情绪

当老人生活不能自理，送老人到照护中心或者养老机构接受专业的照护，对自己和老人双方而言都是好的选择。照护中心一般配有医生、

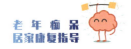

护士和护工,专业知识及照护技巧比起家中照护质量更高。当然,家属在选择照护中心时,需要花一些时间对照护中心的品质进行了解与评估,选择一个良好又适合老人的机构。

2. 老人不愿意到照护中心是可以预期的

痴呆老人会因为依赖照护者、喜欢熟悉的环境拒绝去照护中心。事实上,就像小朋友刚去幼儿园时一样,慢慢老人会发现在照护中心有很多朋友,可以做的活动也比在家里多,当习惯了照护中心的环境及工作人员之后,很多老人的快乐程度会提高,进而喜欢上照护中心。常见的状况是如果家属不经常去探望老人,老人反而会不认得家属,而把中心内的工作人员当成自己的家人。

此外,为了避免痴呆老人出现强烈的反抗情绪,家属要将老人送到照护中心时,可以采取渐进式的方式,例如:刚开始几天只让他去半天或几个小时,并且家属全程陪同,让老人慢慢习惯,再渐渐拉长他在中心的时间,并减少家属陪伴的时间,让老人更多地参与中心的活动,最后他就会习惯于整天待在那儿。

到照护中心看望老人时,如果老人未能认得自己,切莫着急或者责怪老人,而应该和老人就过去熟悉的话题聊天,或者给老人带他喜欢吃的东西,和他一起唱熟悉的歌曲等。即使最终老人都没有认出自己,也不要在意,因为这是痴呆进展过程中必然会达到的阶段,要坦然地接受这一事实。

3. 不要在乎他人的议论

如果一些家属有不妥当的言语或想法时,可以请他们了解甚至也参与照护老人的过程;当他们了解照护过程中的困难时,再和他们一起商议选择照护中心的事情。在选择照护中心时,尽量让全部家属都参与其中,共同选择合适的照护中心;还应考虑到主照护者看望老人的方便程度。

考虑清楚以上问题之后,该何时放手,我们并不能给您一个具体的答案。如前所述,痴呆老人的情况千差万别,照护者及家属的承担能力

第四章 痴呆老人照护者可能遇到的问题及其处理

也有所不同，因此，放手的时间因人而异。

（二）选择合适的照护中心

为了让老人得到良好的照顾，选择合适的照护中心是非常重要的。在选择照护中心时不要着急，要慢慢地比较和评估，可以从短时间托管开始，由家属陪同，一起观察、评估照护中心的情况，再做决定。可以从以下几点进行评估。

1. 有照护痴呆老人的专业能力

若照护中心内的人员受过照护痴呆老人的专业培训，则当老人出现问题行为时，专业人员知道如何采取非药物或非约束的方式来处理，如此一来老人的尊严会得到保障，生活品质会比较高。然而，目前在国内，具有照顾痴呆老人专业资质的机构或中心非常紧缺。

2. 离家近

尽量不要选择离家太远的地方。离家近，家属可以时常去看望老人，一方面有利于维持与老人的关系，另一方面也可以减轻家属无法照顾的罪恶感及社会压力。如果老人有多位家属，建议选一位主照护者，选择离主照护者家近的照护中心更为合适。

3. 环境安全、卫生

观察照护中心的环境是否安全、通风，光线是否良好；卫生情况是否良好，尤其需要注意饮食卫生；照护中心内容纳的患者人数会不会太多，是否会发生拥挤的情形等。

4. 文化环境相同

建议根据老人的文化或生活背景选择合适的机构。例如：有的老人是湖南人，那么选择有会讲湖南话护工的照护中心更有利于老人适应环境。有的机构会设计不同的活动（写书法、打麻将、泡茶、聊天等），可根据老人的爱好选择合适的活动，有助于老人适应照护中心的生活。

5. 工作人员态度良好

可观察工作人员与老人的互动情形，以及处理问题的方式，来判断

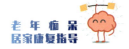

老人是否能受到良好的照护。

6. 经济考量

每家照护中心的收费不尽相同，甚至同一个照护中心，也会因为家属选择的房间、服务不同而价格不一。家属应该对这些费用进行详细了解，相互协商，根据家庭经济情况决定如何选择。

在工作中，我们经常会看到很多家属在该放手的时候却不放手或者不知道如何放手，这种情况下，照护者、老人及其家属都会痛苦。当他们得知可以放手让专业人员来照顾，不但照护品质更好，且付出的人力与财力相当甚至更少时，家属才会恍然大悟："原来别人也这样做，我也可以这样做，而且这样反而可以获得更好的结果。"

（王莹雪　张丽颖　张　瑜）

第五章 如何预防痴呆

第五章 如何预防痴呆

目前针对痴呆预防进行的研究，主要针对的是阿尔茨海默病。近几年对于血管性痴呆的预防也备受关注。随着中国人口老龄化的到来，脑健康越来越受到重视。公益广告及电视剧中都有对痴呆的宣传，增加了民众对于痴呆的了解和认识。在临床中，我们也经常会被患者家属问到："医生，我爸爸得了这个病，我会不会得啊？我要怎么预防啊？"

第一节 养成良好的生活习惯

2017年发表于著名医学期刊《柳叶刀》上的报告总结出痴呆的9种危险因素，包括童年时期缺乏教育、中年听力丧失、高血压、肥胖、糖尿病、吸烟、晚年抑郁、社交孤立、缺乏锻炼。以上因素大部分都可在童年到中年时期改变。在日常生活中，我们应该积极地增加有利于脑健康的活动，减少有害于脑健康的活动，降低患痴呆的风险，甚至预防或者延缓痴呆的发生。

一、保护性因素

1. 多动脑

童年时期接受良好的教育，成年之后还保持着良好的用脑习惯，始终保持着爱学习的好习惯，从事可刺激大脑功能的益智活动或创造性活动，可降低罹患痴呆的风险。民众应养成终身学习的习惯，增加知识及认知功能储备。

建议：儿童时期培养孩子的多种兴趣爱好及学习热情；成年后保持

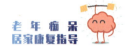

好奇心、接触及接受新事物、参加课程、学习新知识、阅读书籍、关心时政新闻、写作；做一些益智游戏，如猜谜、打桥牌、打麻将；学习参与一些艺术或手工活动，如绘画、园艺、烹饪、缝纫、编织、旅游、参观博物馆、听音乐会。

2. 多运动

多项临床研究显示，运动可以预防甚至改善阿尔茨海默病和血管性痴呆患者的认知障碍。

建议：维持每周 2~3 次以上规律运动的习惯，如走路、爬山、健身、柔软体操、有氧运动、瑜伽、太极拳等，每次运动量相当于 40 分钟快步行走。

3. 地中海饮食

地中海饮食泛指希腊、西班牙、法国和意大利南部等处于地中海沿岸的南欧各国以蔬菜、水果、鱼类、五谷杂粮、豆类和橄榄油为主的饮食风格。地中海饮食被证实可降低心血管疾病和阿尔茨海默病发病的相对风险。

建议：根据《2013 年美国阿尔茨海默病预防膳食指南》推荐，减少饱和脂肪酸和反式脂肪酸摄入；蔬菜，豆类（黄豆、豌豆、扁豆），水果和全麦应该作为主要食物；每天食用一盎司(1 盎司 =28.350 克)坚果可提供充足的维生素 E；每天的食谱应包括一种提供维生素 B_{12} 的食物，例如：成人每天食用含至少 2.4 微克维生素 B_{12} 的强化食品或营养补充剂；选择不含铁元素和铜元素的复合维生素，只有在医生指导时再补充铁元素；避免使用含铝的炊具、抗酸药、发酵粉或其他产品。

4. 保持良好的社交习惯

研究显示，孤独的生活方式会增加罹患阿尔茨海默病的风险，长期在社交匮乏的环境中生活，认知功能减退速度更快。保持良好的社交生活习惯对老年人的心情、心态调整及认知功能都有改善作用。

建议：参与社会活动、了解社会事务和保持与人群接触，如参加同

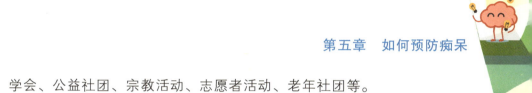

第五章　如何预防痴呆

学会、公益社团、宗教活动、志愿者活动、老年社团等。

二、有害因素

1. 控制五高

高血压、高血糖、高血脂、高同型半胱氨酸、高尿酸等血管病危险因素，不仅能引起心脑血管疾病，增加患血管性痴呆的风险，还是阿尔茨海默病的危险因素。很多临床研究显示，糖尿病、高血压患者血压和血糖控制不佳会增加患阿尔茨海默病的风险。

建议：定期体检，完善血压、血糖、血脂、同型半胱氨酸、尿酸等指标的检测。如果发现上述指标出现异常，则需要及时就医，在医生指导下控制上述危险因素。请注意，吃药并不代表就控制了上述危险因素，服药与监测必须同时进行。

2. 肥胖和晚餐进食过多

肥胖会增加患病风险，包括前文提到的五高。而且，肥胖不仅是心脑血管疾病的危险因素，增加患血管性痴呆的风险，也会增加发生阿尔茨海默病的风险。特别应注意，晚餐不要吃得过饱。肥胖与晚餐吃得太好、太多有关，原因是晚上活动少，能量消耗少，多余的热量在胰岛素的作用下大量合成为脂肪，日积月累，形成肥胖。此外，长期晚餐过饱，很容易诱发糖尿病；若晚餐进食太多高蛋白、高油脂、高热量食物，易形成高脂血症，导致脂肪肝；晚餐吃得过饱，蛋白质无法完全被消化，在肠道细菌的作用下，会产生大量有毒物质，加上肠道蠕动慢，大量有毒物质吸收和停留在肠道，导致患肠癌的风险大大增加；夜间睡眠时的血流速度缓慢，大量脂肪沉积在血管壁，使外周血管阻力增高，易使血压升高，导致脑卒中。

建议：避免肥胖，通过控制饮食及适量运动控制体重；晚餐吃少，定量为好，不暴饮暴食；晚餐时间在7点之前最有益健康；晚餐多吃素食，少吃荤食；少吃高脂、高热、高钙、易胀气食物。

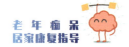

3. 头部外伤

严重头部外伤本身就会引起患者认知功能减退，同时也是阿尔茨海默病的危险因素之一，脑部曾经受到重创的人罹患阿尔茨海默病的风险是一般人的4倍以上。

建议：骑单车或者机车时应戴安全帽，遵守交通规则。

4. 抽烟

吸烟不仅影响肺功能，也会影响认知功能，是血管病的独立危险因素。

建议：立即戒烟，可到戒烟门诊寻求帮助。

5. 过量饮酒

长期过量饮酒严重影响记忆力及脑功能，对血管功能的损害也很大。酒精是一种亲神经的麻醉剂，一次大量饮酒可出现急性神经精神症状。长期饮酒可产生酒精依赖，慢性酒精中毒可致各系统损害，特别是中枢神经系统，可引起痴呆，常因合并感染而死亡率高。过量饮酒还会导致"记忆缺失"，即醒来后有几小时遗忘。

建议：适量饮酒，勿醉酒。

6. 抑郁

抑郁者发生阿尔茨海默病的风险增加。

建议：以运动、静坐、瑜伽等方式释放压力，并学习以积极正向的态度面对生活，接受自己、家人及他人的不完美。在医生指导下规范治疗。

（朱飞奇　胡昔权）

第二节　预防痴呆的活动

老年痴呆发病除了极少数与遗传因素有关外，主要与长期不良的生活方式有关，包括：高糖、多油、多盐的不良饮食习惯，生活封闭、久坐不动、缺乏体育锻炼、吸烟和酗酒等不良生活习惯，长期抑郁、焦虑

第五章　如何预防痴呆

等不良心理环境，长期失眠，等等。培养有益于身心的爱好、参与一些益智游戏，有利于预防痴呆，也可以延缓痴呆老人病情发展，或者控制痴呆老人的精神行为症状。

一、听音乐

音乐可以有效地缓解压力和紧张心理。音乐治疗可以有效地改善老人的注意力、记忆力和言语能力。音乐治疗能够调节老人的心情，改善睡眠状况，提高治疗时老人与医务人员的配合度。

李伯伯今年72岁，5个月前发生脑梗死，发病时卧床不起，右侧肢体完全不能活动，不理解家人的说话内容，自己也说不出话。目前李伯伯可以在扶手杖、佩戴支具的情况下，在治疗师的辅助下步行100米，言语理解也好转，但是说话仍然困难，仅能说1个字或者少量2个字的词语。2个月前家人发现，每当孙女在家唱歌时，李伯伯也可以跟着哼两句歌词。家人觉得很高兴，在门诊复诊时就将情况反映给医生。医生建议李伯伯的家人下载一些李伯伯喜欢的老歌，可以让李伯伯训练步行的时候跟着歌曲的节奏步行，也可以在家里和李伯伯一起唱歌。经过2个月的练习，李伯伯说话时，词汇量增加，居然可以说一个简短的句子，甚至在放着音乐时，他步行的速度也有所提升，家人非常高兴。

二、打太极拳

我国特有的太极拳、八段锦等养生运动方式对老年人群的认知功能具有改善作用，不仅对脑卒中高危人群的身心健康具有积极的影响，也有利于预防阿尔茨海默病。太极拳动作柔韧、稳定、缓慢、连贯，并涉及全身各肌群和关节。练太极拳还有利于提高人体动作的平衡性与协调性。此外，练太极拳有利于扩大社交圈，尤其是可以改善老年人因社交圈改变而出现的心理落差。老年人由于退休、亲友离世等各种原因，原有的社交圈已变得残缺不全或者被彻底打破。学习太极拳需要寻师访友，

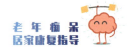

在交往中，人的心理处于开放状态，这有利于激发人的精神力量，防止心理老化。练习太极拳还让老年人勤于思考，对脑部也是一种锻炼，因此有健脑的作用。

三、针灸

针灸是治疗痴呆的重要手段之一。临床研究显示，针灸治疗能够改善脑卒中患者的认知功能。但在痴呆的预防中是否能够纳入针灸这一方法，尚缺少临床研究证据。如果想采用针灸预防痴呆，需要在正规的医院经过系统检查后，再决定是否有必要及确定针灸方案。

四、益智游戏

2016年7月，来自南佛罗里达大学的心理学家Jerri Edwards作为代表，在阿尔茨海默病国际会议上发布了他们的研究成果，即认知游戏能将痴呆发病率降低近50%。本研究一共从美国6个区域招募了2832名健康的老人，他们的年龄为65~94岁，平均年龄为74岁。受试者被分为三组：对照组，不接受大脑训练；低强度认知训练组，接受10次时长1小时左右的大脑训练，每周2次，连续5周；强化认知训练组，除了接受10次大脑训练之外，还要在第一年年末追加4小时的额外大脑训练，在第三年年末再追加4小时的额外大脑训练（一共9周）。研究小组对参与试验的老人进行了长达10年的随访，分别在第1、2、5和10年末各开展一次认知状况调查。研究者发现，对照组有14%的老人患上了痴呆，低强度认知训练组的老人有12.1%患上了痴呆，强化认知训练组的老人只有8.2%患上痴呆。

以上研究提示，针对大脑进行的认知训练有利于预防痴呆的发生，那么哪些是日常生活中适合老年人进行的益智游戏呢？如何选择呢？

可以结合老人的文化背景、兴趣爱好和生活环境选择益智游戏，鼓励老人选择多人合作或者参与的游戏，不仅对认知功能有好处，还有利

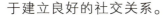

于建立良好的社交关系。

（一）汉语游戏

1. 辨别错别字

中国汉字多音字、多义字非常常见，利用这一特点，开发出来的"汉字打假"或者"拼音大家"游戏非常多见。老人可在手机或者电脑上下载这一类的游戏，也可以在社区活动中心开展抢答游戏。

2. 成语接龙

成语接龙无论是在社区中和文化相近的老人一起玩，还是在家中与儿女或者孙辈一起玩，都有利于锻炼老人的注意力、记忆力、反应能力，并且有利于活跃家庭气氛，可以在茶余饭后进行。

3. 猜成语

猜成语也适用于社区及家庭活动，通过表演成语的含义或者描述解释成语，让参与游戏的人猜，可以改善老人的记忆力、注意力、语言表达能力、思维推理能力等认知功能。

中国文化博大精深，汉语语言类游戏多种多样，比如猜灯谜、字谜、辨别读音等，与日常生活结合也很紧密，与家庭成员共同完成游戏，更有利于丰富家庭娱乐生活，可以根据自己的家庭情况选择合适的游戏。

（二）拼图游戏

拼图游戏可以有不同的难度，可以在家中和儿童一起玩，增进祖孙之间的交流。拼图游戏可以锻炼老人的结构组织能力、思维推理能力等多种认知功能。

（三）打麻将或者打牌

打麻将或打牌都可以锻炼老人的注意力、记忆力、计算力、思维推理能力、执行能力等。但应该注意的是，老人久坐会引起下肢深静脉血栓，因此应限定每次打牌的时间。打牌应该是一种益智游戏和活动，不应与输赢相关，老人尤其是本身有高血压、糖尿病等心脑血管危险因素的老

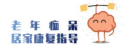

人可能会因为输赢而情绪激动，导致突发心脑血管疾病。

益智的游戏还有很多，这里就不一一列举。此外，做家务、买菜、做饭等日常生活活动也可以让老人的认知功能得到相应的锻炼。在老人力所能及的范围内，参与家庭事务的处理及决策，有利于锻炼老人的认知功能，也给老人一种自己被需要的感觉。

除了以上预防痴呆的方法之外，近年也有研究发现：口腔疾病与肠道菌群失调等问题与痴呆的发生相关。因此，从小管理好口腔卫生，重视口腔疾病，规律饮食、健康饮食对于预防痴呆也有重要的作用。

（朱飞奇　胡昔权）

第六章　痴呆老人突发情况如何处理

第一节　日常应急准备

一、平时注意事项

（1）平时备好应急包，最好放在老人床旁。应急包里包括：①日常用品：换洗衣物、洗漱用品、尿片、假牙、眼镜。②身份证明材料：身份证、医保卡、近期医学影像图片、家属联络电话。③疾病证明资料：以往病历、服药手册。

（2）观察老人的病情及平时症状表现，包括血压、血糖，用日志记录发生时间，对就医有帮助。

二、呼叫救护车时需要陈述的信息

呼叫救护车时应清楚说明发生情况的时间、表现、处理方法、老人姓名、年龄、性别、患有疾病、联系电话、家庭详细住址。

三、救护车到达前做什么

为抢救赢得宝贵时间，在救护车到达之前，应按对方指示做好相应处理，并观察记录。

四、病情判断

（1）当老人突然晕倒，应查看老人情况，立即让其平躺在床或地板上，解开衣领、腰带。

（2）大声呼叫老人，如有呕吐，则抠出其口内异物，观察呕吐物性状，包好以备检查之用。将老人的头偏向一侧，拨打"120"急救电话，并通知家属。

第二节　日常照护预防

一、防跌倒

1. 居住空间做好防跌倒保护措施

（1）居家环境无障碍，保持足够空间，活动区域畅通无阻，必要时要改造。

（2）洗手间、浴室、走廊墙壁安装防跌倒扶手，浴室要有防滑垫，老人佩戴呼叫器，必要时呼叫援助。

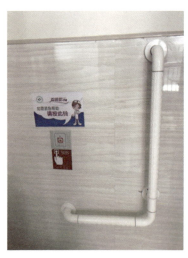
浴室扶手及呼叫器

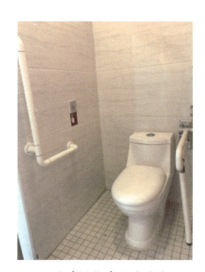
洗手间扶手及呼叫器

（3）地面材质平坦、防滑，无台阶、门槛，去除地面的高低落差，小块地毯容易使人绊倒，需要移走。

第六章 痴呆老人突发情况如何处理

（4）柜子、桌子等家具选用圆边、圆角的，或贴防撞条、防撞角。

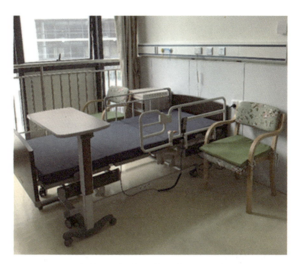

居室无障碍环境及家具配置

（5）室内增加照明灯，保持光线明亮。灯开关高度在90~100厘米，让老人容易够着；安装遥控式吊灯方便老人使用；安装夜灯，方便老人晚上起床时照明。

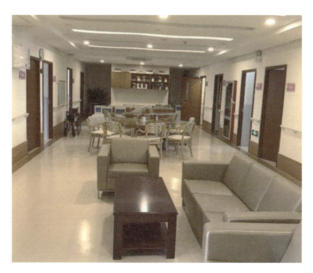

客厅布置及灯光

2. 借助防跌倒工具

（1）行走困难、步态不稳的老人可选择使用助行器、轮椅等辅具。

（2）穿防滑、舒适的老人专用鞋子。

3. 防跌倒护理

（1）让老人适当运动，增强肌肉训练，有利于保持身体平衡，即使跌倒也不会骨折。

（2）老人跌倒时，应陪伴在旁并安慰老人，并且立即通知家属。

（3）老人发生跌倒，不要马上扶起，老人出现肢体疼痛怀疑骨折时，要减少移动，检查并询问受伤情况，保持冷静，及时送医院。

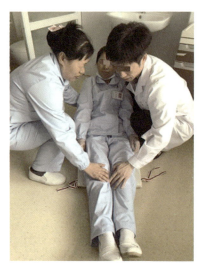 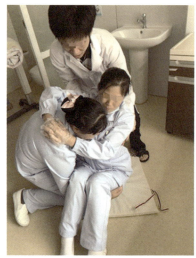

协助跌倒老人坐起　　　　　　协助跌倒老人坐起及移位

二、防走失

（1）安排陪护。安排全天照护，不让老人独自在家，也不要把老人带到人多嘈杂的地方。老人独自在家时，门窗要安装双安全插销，避免老人把窗户当成门走出去，防止意外跌落。

（2）做好身份标签。身体好的老人喜欢走动，每天都会外出散步，

第六章 痴呆老人突发情况如何处理

可将带有家属姓名、联系电话的身份标识名牌缝在老人衣服明显处，以便看到的人能及时通知家属；也可使用具有GPS定位功能的智能产品，便于家属定位寻找。

（3）随身携带老人信息资料。大多数老人会迷路走失，发现老人出走应及时查找老人去向；照护者随时携带老人的近期照片，方便老人走失时提供特征信息，寻求帮助。

（4）尽快寻求专业帮助。无法寻找到老人时应请求警察协助寻找，防止意外出现，保障人身安全。

三、预防睡眠中猝死

（1）保持规律的生活。严重痴呆老人睡眠过程中易发生猝死，平时要有规律地生活，日间刺激不要过多，不要太过疲劳，不要过量饮酒。

（2）遵医嘱用药。若老人服用安眠药，一定要用医生的处方药，并指导老人服药，药物单独存放在固定位置，与其他药物分开摆放。

（3）利用网络平台提供的紧急呼救及康复管理监测等服务，通过手机端下载APP，在老人发生呼吸、心跳暂停，或离床时能及时接到报警提示。

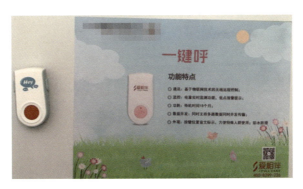

紧急呼叫装置（一键呼）

（4）佩戴家用呼吸机。有睡眠呼吸暂停综合征（鼾症）的老人，要佩戴家用呼吸机，经呼吸门诊明确诊断后由专业人士指导使用。

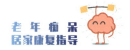

（5）夜间观察情况。夜间要有人陪伴在旁，随时观察老人情况。发现老人睡眠呼吸异常，大声呼喊老人叫不醒时，立即呼叫他人或拨打"120"急求电话。

四、防烫伤

（1）痴呆老人对热敏感度降低，洗澡水温度应控制在40℃～45℃；一定要先开冷水，后开热水，建议安装恒温水龙头，以免烫伤。

（2）使用热水袋时，灌入50℃热水，装1/2~2/3满的水量，排气，拧紧塞子，检查无漏水，装入套内或用毛巾包裹，每次使用15分钟后，要查看局部皮肤情况，防止烫伤。

（3）家庭饮水机设置为温水档即可。

（4）老人用煤气烧水或煮饭，要有人陪伴在旁，或使用电磁炉，减少隐患。

（5）不要直接用手拿刚煮好的食物，取热东西时，一定用毛巾或隔热手套拿。

（6）就餐时，饭菜汤应放置一会再给老人吃。

（7）老人烫伤，应马上脱离热源，给予冷水持续冲洗，使血管收缩，减轻疼痛，稳定老人情绪。根据受伤情况，通知家属，及时送医院处理。

五、防噎食、误吸，少食多餐

（1）给卧床老人喂食时，使其保持坐姿并前倾，口腔位置应低于咽喉部位。

（2）桌子平脐，椅子高度以双脚能接触地面的高度为宜。

（3）食物大小适中，软硬度合适，肉类中不含骨头，以免被噎住。

（4）吃饭时保持心情愉快，少说话，避免因情绪激动发生呛咳而引起食管痉挛。

（5）适量饮酒，不能过量或酗酒，以免发生呕吐或窒息。

第六章 痴呆老人突发情况如何处理

（6）进食时，集中注意力，细嚼慢咽，不要太急，一口吃下去，再吃另一口。

（7）老人若有吞咽反射迟钝，发生呛咳，应请康复治疗师评估，避免吞咽功能不协调而噎食。

刚入住护理机构5天的吴阿姨，长期卧床，身体僵硬。早餐时护理员将床摇高，吴阿姨半躺卧位。护理员将鸡蛋、馒头掰成小块放入吴阿姨口中，进食时她突然不能说话，表情痛苦，并用手指指口腔，手锤胸并按住脖子，护理员大声呼叫"来人啊"。护理机构的医生及护士急忙赶到床边，抠除其口内食物，从后面抱住老人，双手握拳用力向内向上冲击胃区，利用气体的冲击力将气管吸入物冲了出来。吴阿姨呼吸慢慢顺畅了，脸色也由紫变红。医生所用的急救法为海姆立克急救法。

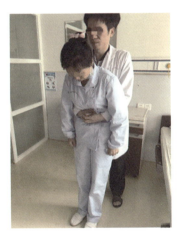

海姆立克急救法

（王莹雪）